Mädchen fragen – Mütter wissen

T0198627

Gisela Gille

Mädchen fragen – Mütter wissen

Das Infobuch für Mütter von Mädchen ab 11 Jahren

Mit Illustrationen von Niels Schröder

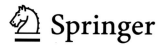 Springer

Gisela Gille
Lüneburg, Deutschland

ISBN 978-3-662-66168-0   ISBN 978-3-662-66169-7 (eBook)
https://doi.org/10.1007/978-3-662-66169-7

Die Deutsche Nationalbibliothek verzeichnet diese Publikation in der Deutschen Nationalbiblio-
grafie; detaillierte bibliografische Daten sind im Internet über http://dnb.d-nb.de abrufbar.

Springer

Umschlaggestaltung: deblik Berlin
Fotonachweis Umschlag: © Dr. Niels Olaf Schröder

Springer ist ein Imprint der eingetragenen Gesellschaft Springer-Verlag GmbH, DE und ist ein
Teil von Springer Nature
Die Anschrift der Gesellschaft ist: Heidelberger Platz 3, 14197 Berlin, Germany

Inhaltsverzeichnis

---

* Der besseren Lesbarkeit halber haben wir in diesem Buch überwiegend das generische Maskulinum verwendet, selbstverständlich sind alle Ärztinnen mitgemeint.

Die Autorin

Dr. med. Gisela Gille stellt seit Jahren der schulischen Sexualerziehung ihre ärztliche Kompetenz an die Seite und steht Mädchen im Rahmen des Sexualkundeunterrichts für deren Fragen zur Verfügung. Ihr Engagement für die Körperakzeptanz und das Körperwissen junger Mädchen wurde vielfach ausgezeichnet.

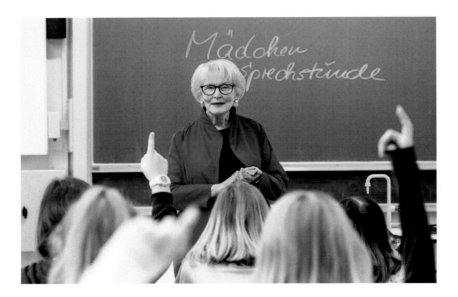

Der Illustrator

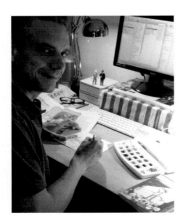

Dr. phil. Niels Schröder, Diplom-Designer, Meisterschüler (Universität der Künste Berlin), hat zahlreiche Bücher für bekannte Verlage illustriert. Regelmäßig erscheinen seine Editorial-Illustrationen in verschiedenen Zeitungen und Magazinen. Mehrfach wurde er für seine Arbeiten mit dem „European Newspaper Award" ausgezeichnet.

Vorwort

Sie sind Mutter einer heranwachsenden Tochter – wie schön!

Sicher sind Sie stolz auf Ihre Tochter. Oft freuen Sie sich an ihrem kreativen und lebenslustigen Umgang mit dem Leben – aber Sie werden manchmal auch Zeuge ihrer Stimmungsschwankungen und Selbstzweifel, ohne die wohl niemand erwachsen werden kann. Sie genießen die Augenblicke, in denen Ihre Tochter Sie an ihren Gedanken und Problemen teilhaben lässt – und müssen trotzdem immer mal wieder enttäuscht feststellen, dass sie sehr verschlossen sein kann und Ihren Rat meidet: „Ach Mama, was Du immer gleich denkst!" Wenn Sie Ihre Tochter beobachten, dann entdecken Sie manchmal vielleicht noch das kleine Mädchen, das Ihnen so vertraut war – und andererseits mag es bereits Augenblicke geben, in denen Sie mit Fragen konfrontiert werden, die alle Bürden eines Frauenlebens vor Ihrem geistigen Auge aufsteigen lassen. Und dabei würden Sie sie am liebsten noch eine Weile vor all dem bewahren…

Aber Ihre Tochter kommt zunächst erstmal in die Pubertät mit ihren unveränderten und Generationen überdauernden Fragen und Problemen zur weiblichen Entwicklung, und wenn sie nichts überstürzt, dann kommt ja auch alles eins nach dem anderen auf sie zu.

Nehmen Sie den Beginn der Pubertät zum Anlass, mit Ihrer Tochter entwicklungsangepasst über all das zu reden, was Ihnen wichtig ist. Gerade in diesem sehr jungen Alter geht das noch sehr gut, sie wird das wahrscheinlich alles sogar gerne hören und noch unbelastet aufgreifen. Dann kann Ihre Tochter relativ gelassen vorhersehen, was in dieser Lebensphase an inneren oder äußeren Eindrücken noch auf sie einstürmen wird. Mädchen, die ihren Körper kennen und akzeptieren, wissen dann auch, was es zu schützen gilt. Solche Gespräche können zu den Sternstunden einer Mutter-Tochter-Beziehung gehören – **weil Sie mit Ihrer Tochter die Freude am Weiblichsein teilen können, und weil es Ihrer Tochter gut tut.**

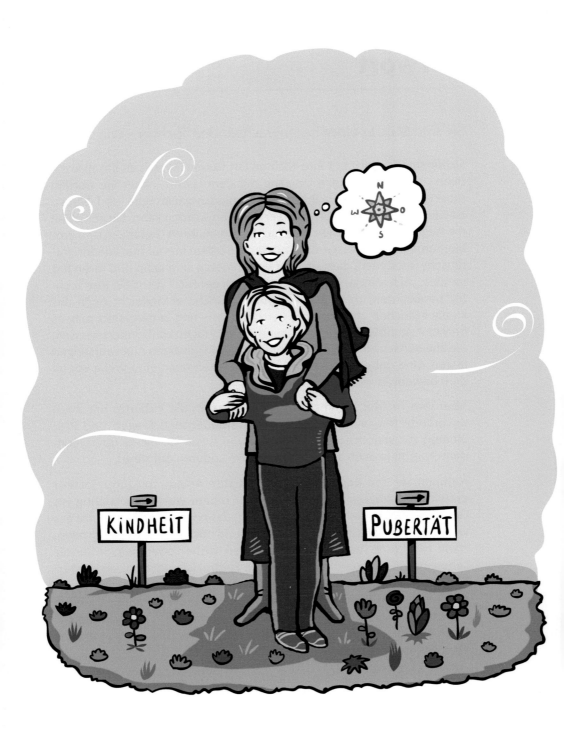

Mütter und Töchter und deren Verhältnis zueinander sind sehr unterschiedlich. Auch die Entwicklungsschritte jedes Mädchens oder die Vorstellungen von gelingender weiblicher Entwicklung sind zu individuell, als dass es da allgemeingültige Tipps geben könnte. Damit Sie aber für die jetzt oder in naher Zukunft vor Ihnen liegenden Gespräche mit Ihrer Tochter über das aktuelle Hintergrundwissen verfügen, habe ich als Ärztin auf der Basis meiner jahrzehntelangen sexualpädagogischen Gespräche mit Mädchen in Schulen und durchaus auch mit dem Mut zur Lücke die Informationen zusammengetragen, die für die meisten Mädchen von zentraler Bedeutung sind. Aber auch hier gilt, dass Mütter Töchtern nichts vermitteln können, was sie nicht selbst als Person repräsentieren. Darum denke ich, dass die Pubertät der Tochter gleichzeitig ein Anreiz sein könnte zur Reflexion eigener Vorstellungen von Weiblichkeit, des eigenen Verhältnisses zum Körper und zur Sexualität und vielleicht auch zu eigenen Tabuisierungen. Dazu möchte ich gerne mit meinen Gedanken und mit diesem Buch beitragen.

Dabei habe ich das Privileg genutzt, mich ideologiefrei am ärztlichen Auftrag orientieren zu können, und vielleicht ist es das, was Idee, Stil und Inhalt dieses etwas anderen „Aufklärungsbuches" ausmacht. Die Probleme von Mädchen, die in die Pubertät kommen und diese möglichst stressfrei und im positiven Sinn weiblich durchleben sollen, ändern sich jedenfalls nicht. Und ich hoffe, dass ich hier und in dem Buch „Mädchen fragen Mädchenfragen" für Mädchen ab 11 Jahren auch etwas von der Poesie einfangen konnte, die über diesem Alter liegt.

Dr. Gisela Gille

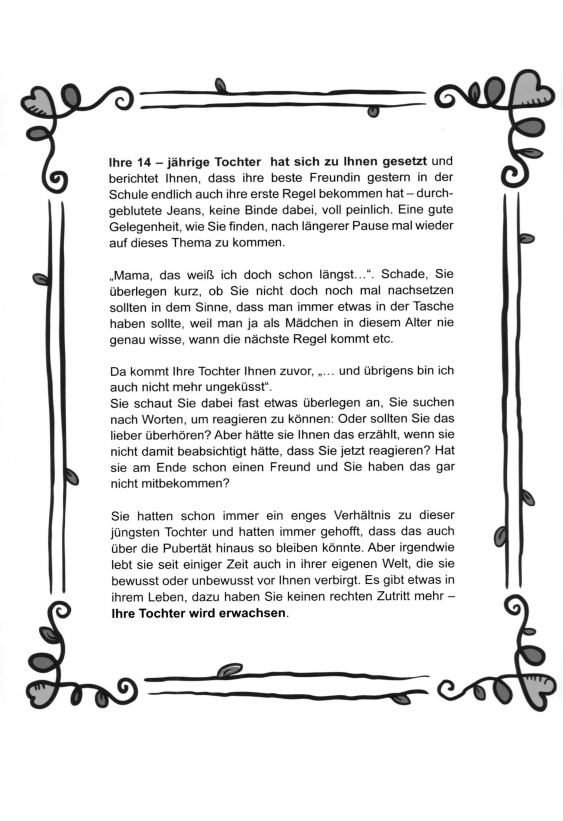

Ihre 14 – jährige Tochter hat sich zu Ihnen gesetzt und berichtet Ihnen, dass ihre beste Freundin gestern in der Schule endlich auch ihre erste Regel bekommen hat – durchgeblutete Jeans, keine Binde dabei, voll peinlich. Eine gute Gelegenheit, wie Sie finden, nach längerer Pause mal wieder auf dieses Thema zu kommen.

„Mama, das weiß ich doch schon längst…". Schade, Sie überlegen kurz, ob Sie nicht doch noch mal nachsetzen sollten in dem Sinne, dass man immer etwas in der Tasche haben sollte, weil man ja als Mädchen in diesem Alter nie genau wisse, wann die nächste Regel kommt etc.

Da kommt Ihre Tochter Ihnen zuvor, „… und übrigens bin ich auch nicht mehr ungeküsst".
Sie schaut Sie dabei fast etwas überlegen an, Sie suchen nach Worten, um reagieren zu können: Oder sollten Sie das lieber überhören? Aber hätte sie Ihnen das erzählt, wenn sie nicht damit beabsichtigt hätte, dass Sie jetzt reagieren? Hat sie am Ende schon einen Freund und Sie haben das gar nicht mitbekommen?

Sie hatten schon immer ein enges Verhältnis zu dieser jüngsten Tochter und hatten immer gehofft, dass das auch über die Pubertät hinaus so bleiben könnte. Aber irgendwie lebt sie seit einiger Zeit auch in ihrer eigenen Welt, die sie bewusst oder unbewusst vor Ihnen verbirgt. Es gibt etwas in ihrem Leben, dazu haben Sie keinen rechten Zutritt mehr – **Ihre Tochter wird erwachsen.**

Ich höre was, was du nicht fragst – warum und worüber Mütter mit Töchtern reden sollten

Ja, es ist so: Mit dem ersten Freund wird es immer schwieriger, mit der eigenen Tochter im Gespräch zu bleiben – ist doch die Ablösung von den Eltern als primären Liebesobjekten eine der Voraussetzungen für die Hinwendung zu einem Liebesobjekt der gleichen Generation. Nahezu alle Jugendlichen ziehen sich ab der Pubertät tendenziell von den nahestehenden Bezugspersonen, d. h. den Eltern zurück. Das ist ein Teil des ganz normalen Ablöseprozesses. Sie suchen jetzt Informationen von außen – der Peergroup, den Medien und dem Internet.

Wenn Ihnen Ihre Tochter manchmal wie fremdgesteuert oder auch wie ein stacheliger Kaktus vorkommen mag: Mehrere Studien betonen, dass gerade die Beziehung zwischen Mutter und Tochter durch die gesamte Adoleszenz gleichbleibend wichtig ist. Und dass dies umso wahrscheinlicher ist, wenn der Gesprächsfaden seit der frühen Pubertät nicht abgerissen ist. Umso wichtiger ist es also, dass Mütter im Vorfeld sexueller Beziehungen die frühe Pubertät der Tochter (11–14 Jahre) nutzen, um mit ihr über die körperlichen und seelischen Veränderungen zu sprechen und sich so als kompetent und offen für alle weiteren Themen zu erweisen.

Im Loslassen Halt geben – Die Mutter-Tochter-Beziehung in der Pubertät

Für die kindliche und jugendliche Sexualerziehung und -aufklärung ist das Elternhaus und für Mädchen insbesondere die Mutter einfach die primäre Institution – wobei eine Ergänzung durch die Schule mehrheitlich als sinnvoll und notwendig angesehen wird. Und als Mutter gelten Sie im Urteil von Töchtern ohnehin als präferierte Person für diese Themen.

Mädchen in der Pubertät und Adoleszenz sind mehr als Jungen mit der Pflege und Umgestaltung von Beziehungen beschäftigt als mit Trennung und Loslösung. Nicht die Entfernung und die innere Ablösung von den Eltern sind also für die Reifung von Mädchen wichtig, sondern eine andere Form von Nähe innerhalb der gewachsenen Beziehungen zur Mutter, aber auch zur besten Freundin. Für rund 2/3 aller Mädchen ist die beste Freundin Ansprechpartnerin für die Erfahrungen, wenn ein Mädchen zum 1. Mal Sex gehabt hat, aber gut 1/3 aller Mädchen spricht auch mit der Mutter darüber. **Jungen** haben keine vergleichbaren Bezüge, weder Mutter noch Vater bezeichnen sie in ähnlichem Umfang

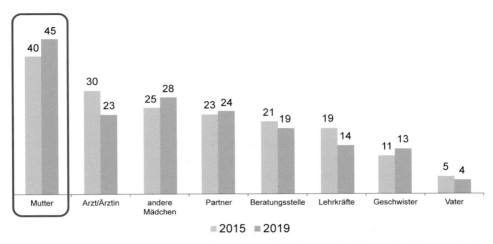

2015 ■ 2019

Präferierte Personen der Wissensvermittlung zu sexuellen Themen (Mädchen 14–17 Jahre alt) [1]

als Vertrauenspersonen für ihre Fragen. Ihre Aufklärung erfolgt meistens über Medien oder über Gleichaltrige, die allerdings oft auch nicht mehr wissen und die gleichermaßen irrlichtern auf der Suche nach Männlichkeit.

Studien belegen, dass enge kohäsive Beziehungen in der Familie und Respekt für die Autonomiebestrebungen der Jugendlichen sowie klare Grenzen und Regeln mit einer guten Entwicklung in der Pubertät einhergehen. Oder anders ausgedrückt, kompetente Mütter haben auch kompetente Töchter. Das heißt also, dass Eltern nicht notwendigerweise ihren Einfluss verlieren, korrekterweise müsste man sagen, dass andere Informationsquellen zusätzlich Einfluss gewinnen.

Ihre Tochter macht jetzt und in den nächsten Jahren eine faszinierende Wandlung vom Mädchen zur jungen Frau durch. In vielen Erhebungen wird der Wunsch von Mädchen deutlich, in der Mutter eine positiv gelebte Weiblichkeit sehen zu können und von ihr ein Gefühl von Stolz auf den weiblichen Körper vermittelt zu bekommen. Ob also die Entwicklung in der weiblichen Pubertät zu persönlicher Entfaltung und einer stabilen weiblichen sexuellen Identität führt oder in psychischen oder gesundheitlichen Schädigungen mündet, hängt nicht zuletzt auch von der Qualität der Unterstützung ab, die Mädchen zuteil wird. **Was für ein Glück für ein Mädchen, wenn es auf eine Mutter zählen kann, die ihm im Loslassen Halt zu geben vermag, auch wenn das nicht immer ganz leicht fällt.**

Ohnehin sind Mütter damit auch in einer schwierigen Situation: Die Pubertät ist eine Zeit, in der die Gefühle der Tochter gegenüber der Mutter phasenweise besonders widersprüchlich sein können – eine Zeit, in der Töchter gegenüber ihren Müttern zwischen **Wünschen nach Nähe und Geborgenheit** einerseits und **Wünschen nach Distanz und Autonomie** andererseits schwanken. Es scheint manchmal so, als könne man als Mutter fast nichts richtig machen: Mal spricht

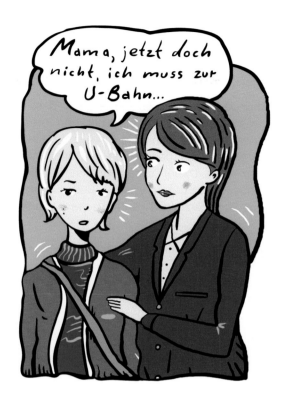

man etwas zu früh oder zu spät an, mal spricht man zu viel oder zu wenig. Oft war das aber auch nur die falsche Gesprächssituation...

Worüber und wie sollte man mit Töchtern reden?

Mädchen und Frauen sind generell in Umbruchphasen im Leben (Pubertät / Schwangerschaft / Klimakterium) in erhöhtem Maße aufgeschlossen für Informationen, die ein Mehr an Lebenskompetenz versprechen *("Warum denkt man in der Pubertät über alles soviel nach?")*. Und Mädchen zu Beginn der Pubertät brauchen die Botschaft, dass das, was in ihrem Körper vorgeht, normal, sogar faszinierend und vor allem besprechbar ist. Dafür benötigen sie umfassende Kenntnisse über

- den weiblichen Körper und über die Veränderungen, die sie an sich bemerken
- die große Variabilität im Bereich der normalen Pubertätsentwicklung
- die Hintergründe für die mangelnde Körperakzeptanz
- die faszinierenden zyklischen Abläufe im Mädchenkörper
- die Menstruation, die Menstruationsprobleme und die Menstruationshygiene

- den Kontext der Körpersignale mit einem späteren Kinderwunsch
- die geschlechtsspezifische Ausprägung der erwachenden Sexualität
- die Möglichkeiten einer sicheren Kontrazeption (Pille und Kondom / Pille danach)
- den Schutz vor sexuell übertragbaren Krankheiten (STI)

Es ist aber eine medienpädagogische Binsenweisheit, dass der Mensch nur das wirklich aufnimmt, was den Kern seines momentanen Interesses trifft. Deshalb sollten Mutter-Tochter-Gespräche sich nicht mit allem befassen wollen, sondern eins nach dem anderen und nur damit, was mit dem momentanen Entwicklungsstand wirklich korreliert. Dabei sollten wir den Mädchen eine respektvolle Sprache im Umgang mit Menstruation und Sexualität vermitteln, die ihnen oftmals fehlt. Denn wenn die Sprache nicht stimmt, dann können die Vorstellungen und Gedanken nicht stimmen.

Vielleicht mögen Sie die Antworten lesen, die ich Ihrer Tochter in dem Buch „Mädchen fragen Mädchenfragen" gegeben habe und sie aus Ihrem Erfahrungsschatz und nach Ihrer persönlichen Definition von weiblichen Entwicklungszielen ergänzen.

Weiterführende Literatur

Gille, G. (2022): Mädchen fragen Mädchenfragen. Das Buch für Mädchen ab 11 Jahren
    Springer Medizin Verlag

Wer? wie? was? – wie Kommunikation gelingen kann

Als Hintergrund für alle Regeln und Tipps möchte ich Ihnen zunächst einmal das bekannte salutogenetische Modell der Stressbewältigung von Antonowsky (1987) vorstellen, der definiert hat, wie die inneren Ressourcen gestärkt werden können, die generell für den erfolgreichen Umgang mit Stressoren (hier die Pubertät) benötigt werden:
- **Anforderungen müssen erklärt, strukturiert und vorhersehbar gemacht werden**, d. h. durch Mutter-Tochter-Gespräche sollte die weibliche Entwicklung in Pubertät und Adoleszenz in einen verständlichen Kontext gebracht werden.
- **Ressourcen zur Stressbewältigung müssen verfügbar gemacht werden,** d. h. über die Gelegenheit zu weiterführenden Informationen und Tipps oder darüber, im geschützten Rahmen eigene Erfahrungen sammeln zu können, wird die Fähigkeit zum Umgang mit den Anforderungen gestärkt.
- **Inneres oder äußeres Engagement zur Bewältigung muss sich lohnen** – dies umso mehr im Jugendalter mit seinem auf Hochtouren laufenden Belohnungssystem im Gehirn (s. Die weibliche Pubertät und Adoleszenz aus biologisch-medizinischer Sicht S. 17).

Junge Mädchen sind also auf der Suche nach verlässlichen Informationen, mit deren Hilfe die inneren und äußeren Veränderungen in der turbulenten Lebensphase von **Pubertät und Adoleszenz** erklärt, strukturiert und damit vorhersehbar gemacht werden, um so eine positiv besetzte weibliche Identität erwerben zu können.

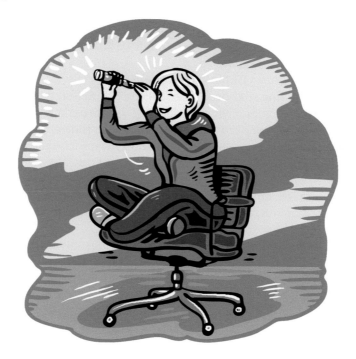

Und Mütter sollten es sich nicht nehmen lassen, erstrebenswertes Verhalten und wünschenswerte Einstellungen über vermittelte Informationen entscheidend mit zu prägen. Als Frau und als Mutter sind Sie für Mädchen besonders glaubhaft. Der Wissenstransfer läuft horizontal – beide sind betroffen und beide wissen, wovon sie sprechen, Verständnis- und Vertrauensbrücken entstehen fast wie von selber.

Wichtige allgemeine Gesprächsführungstipps zur Sexualaufklärung:

- Aussagen dem Wissens- und Entwicklungsstand anpassen. Die Mädchen da abholen, wo sie im Augenblick der ersten Regel oder der ersten Verliebtheit wirklich stehen.
- Es geht darum, jungen Mädchen in verständlicher Sprache Informationen zu vermitteln, sie zu ihrem Wissen und ihren Vorstellungen zu befragen, zuzuhören und zu Rückfragen zu ermutigen.

- Ohnehin geht es nicht eigentlich um Aufklärung – wir haben es mit medien-erfahrenen Mädchen zu tun, die bereits fast alles gehört und gesehen haben, aber weniges einordnen können. Vieles muss zurechtgerückt, beun-ruhigende Phantasien und verzerrende Vorannahmen in ein Urteil verwandelt werden.
- „Ich höre was, was du nicht fragst…" – Fragen setzen einen gewissen Erfah-rungshintergrund voraus, der den Mädchen meistens noch fehlt. Deswegen fällt es Mädchen u. U. schwer, Fragen selber zu formulieren.
- Emotionale Akzeptanz schaffen
- Ermuntern, den eigenen Gefühlen zu trauen
- Schamgefühle als eine spezifisch menschliche Schutzfunktion zulassen
- „Sexualaufklärung" heißt nicht die Erklärung der körperlichen Vorgänge beim Geschlechtsverkehr, sondern befasst sich mit der Hinwendung zur eigenen Person: das Körperkonzept soll erklärt und Zusammenhänge sollen aufge-zeigt werden. Erst dadurch entstehen Fragen und der Wunsch, mehr wissen zu wollen.
- Wo immer möglich, einen Praxisbezug herstellen: Gelerntes sollte sich mög-lichst unmittelbar nutzbringend anwenden lassen, sollte sich ganz konkret „lohnen".
- Auch wenn Mädchen heute prinzipiell anpassungsunwilliger und selbstbe-wusster erscheinen mögen, gibt es das „starke Mädchen" als natürlich vorhandenen Rohstoff im Alter von 11–15 Jahren auch heute nur ausnahms-weise.

Wichtige konkrete Gesprächsführungstipps:

- Offene Fragen stellen: Offene Fragen beginnen mit „W" – Wer? Wie? Was? Wo? und sind Fragen, die sich nicht mit Ja oder Nein beantworten lassen, denn damit wäre ein Gespräch beendet. Beispiel: „Geht es dir gut?" „Ja" / Nein" = Ende des Gesprächs. Oder „Wie geht es dir?" „Mir geht es gut / schlecht, …" = Anlass zum Reden und Nachfragen.
- Fragen zurückgeben: „Wenn du mich das fragst, dann hast du dir sicher schon selber viele Gedanken darum gemacht. Was denkst du denn dazu?" Man er-fährt so Genaueres und kann selber Zeit gewinnen für eine Antwort.
- Gesprächsakzeptanz sichern: „Habe ich das so erklärt, dass du das verstehen konntest?" So übernimmt man selber die Verantwortung dafür, wenn etwas offenbar nicht verstanden wurde. Mit der Frage „Hast du das verstanden?" unterstellt man dem Mädchen dagegen, dass es dumm ist oder dass es nicht zugehört hat.
- Ich möchte dir gern Tipps geben, wie du besser damit zurechtkommst …

… für Ihre Tochter sind Sie das wichtigste weibliche Vorbild – an Ihnen orientiert sich Ihre Tochter, und sie wird Sie auch kopieren.

Mütter fragen – Mütter wissen

Ich war immer die beste Freundin meiner Tochter, kann das auch weiterhin so bleiben?

Ja und nein.

Sie können sehr sicher sein, dass Sie Ihrer Tochter auch während der Pubertät sehr wichtig sind – mit Ihrer Meinung, Ihren Ansichten, Ihrem Urteil. Ihre Tochter wird und muss aber einen Teil ihrer Entwicklung in ihrer eigenen Welt erleben, zu der Sie Ihnen den Zutritt verwehren wird. Das kann sehr wehtun – Ihnen und auch Ihrer Tochter. Das ist aber ein Teil eines ganz normalen Prozesses, den Sie zulassen und aktiv unterstützen sollten.

Auf der Suche nach ihrer eigenen Identität „Wer bin ich?" „Wer möchte ich sein?" „Wie sehen mich die anderen?" wird Ihre Tochter Informationen jetzt zusätzlich von außen suchen, in ihrem Freundeskreis, in der Schule, in den Jugendmedien. Sie muss ihre eigene Identität finden, in der Gleichaltrigengruppe nach Anerkennung suchen, muss sich ihr eigenes Urteil bilden und ihre eigenen Prioritäten setzen.

Was kann ich tun?

Es ist in Umfragen mehrfach untersucht und bewiesen worden, dass das Urteil und die Meinung der Eltern auch über die Pubertät hinaus für Jugendliche sehr wichtig bleiben. Aber das, was Ihre Tochter im Elternhaus erfahren hat, wird sie jetzt mit den Ansichten von Freunden vergleichen, vielleicht modifizieren, vielleicht punktuell auch hinterfragen – und das kann auch mal mit erheblichen Meinungsverschiedenheiten einhergehen. Ihre Tochter will und muss sich ihre eigene Meinung bilden. Dafür müssen Mütter aber auch ihre eigene Meinung in den Ring werfen, auf Regeln bestehen, auch mal entschieden „Nein" sagen. Erzieherische Gleichgültigkeit ist auch und gerade in dieser schwierigen Lebensphase der Pubertät für Jugendliche sehr verletzend, sie wollen Gewissheit haben und Grenzen spüren – vielleicht auch nur deshalb, damit sie spüren können, wann sie eine Grenze erreichen oder gar überschreiten.

Denn Tabubruch und Grenzüberschreitung können durchaus lustvolle Erlebnisse sein und sind darüber hinaus auch notwendig, um eigene Grenzen auszuloten, was aber nur möglich ist, wenn es Grenzsetzungen gibt.

Und wenn meine Tochter mit ihren Fragen nie zu mir kommt?

Es ist so, dass manche Jugendliche das Herz auf der Zunge haben und mit der Mutter über Fragen und Erlebnisse sprechen möchten, die man so genau eigentlich auch wieder nicht wissen möchte. Andere Töchter wiederum weichen jeder Situation aus, die die Gelegenheit zu einer Nachfrage bieten könnte – man weiß eigentlich gar nicht so recht, was in dem Mädchen vorgeht. Als Mütter neigen wir dazu, den Grund dafür bei uns selbst zu suchen: Was mache ich falsch, was andere Mütter offensichtlich richtig machen?

Was kann ich tun?

Wenn Ihnen der Grund für das verschlossene Verhalten Ihrer Tochter nicht ersichtlich ist, dann zermartern Sie sich nicht den Kopf und suchen Sie nicht die Schuld bei sich. Dass Geschwister sehr unterschiedlich sein können trotz offensichtlicher Gleichbehandlung im Elternhaus ist allgemein bekannt. Und manche Töchter machen sich da ganz besonders rar. Außerdem: Um eigene Fragen formulieren zu können, muss es ja erstmal ein Bewusstsein dafür geben, dass man etwas nicht weiß. Der eigene Erfahrungshintergrund ist meistens noch zu klein, als dass ein Wissensdefizit wahrgenommen wird. Und die vermeintlichen Informationen aus den Medien machen Jugendliche glauben, dass sie alles wüssten und dass sie keine Aufklärung bräuchten.

Wenn Sie aber das Gespräch mit Ihrer Tochter nie ganz haben abreißen lassen, dann wird es trotzdem immer mal eine Sternstunde geben, wo plötzlich alles wieder zu sein scheint wie früher – auch wenn es auf einige wenige Gelegenheiten beschränkt bleibt.

Welche Rolle spielt eigentlich der Vater für eine Tochter?

Eine ungeheuer wichtige Rolle, denn er ist der erste Mann in ihrem Leben. Sein Verhalten ist beispielhaft für das „männliche Prinzip", und wenn es für ein Mädchen attraktiv ist, ein Mädchen zu sein und eine Frau zu werden, dann hat das sehr viel mit der Beziehung zum Vater zu tun.

Und was kann ich tun?

Lassen Sie den Vater wissen, welch wichtige Rolle er für seine heranwachsende Tochter hat: Töchter sind angewiesen auf die Anerkennung durch den Vater, als Mädchen und als werdende Frau („du siehst aber heute wieder besonders hübsch aus"), aber gleichermaßen auch wegen ihrer körperlichen (z. B. sportlichen) und intellektuellen (z. B. schulischen) Leistungsfähigkeit. Der Stolz des Vaters auf die Tochter kann sich auch gerne in einem gewissen Glanz im Auge spiegeln, sollte aber selbstverständlich „sexuell zielgehemmt" sein. Ein Mädchen, dem diese männliche Anerkennung durch den Vater zuteil geworden ist, wird keinen Zweifel daran haben, dass es ihm gelingen wird, auch einen jungen Mann für sich zu gewinnen. Und Kinder, die geliebt wurden, braucht man nicht speziell zur Liebesfähigkeit zu erziehen.

Und was kann ich tun, wenn in unserer Familie kein Vater lebt?

Wir können es drehen und wenden wie wir wollen: Kinder lieben es, Vater und Mutter zu haben. Aber es ist an dem, dass heute viele Mütter allein erziehend sind. Vielleicht hat ihre Tochter trotzdem regelmäßigen Kontakt zu ihrem leiblichen Vater, dann können sie ihn vielleicht auf diese wichtige Funktion ansprechen. Oder Sie haben einen neuen Partner, der diese Rolle gerne ersatzweise übernehmen wird. Oder Ihre Tochter wird in Ihrem oder ihrem eigenen Umfeld andere männliche Bezugspersonen für sich entdecken.

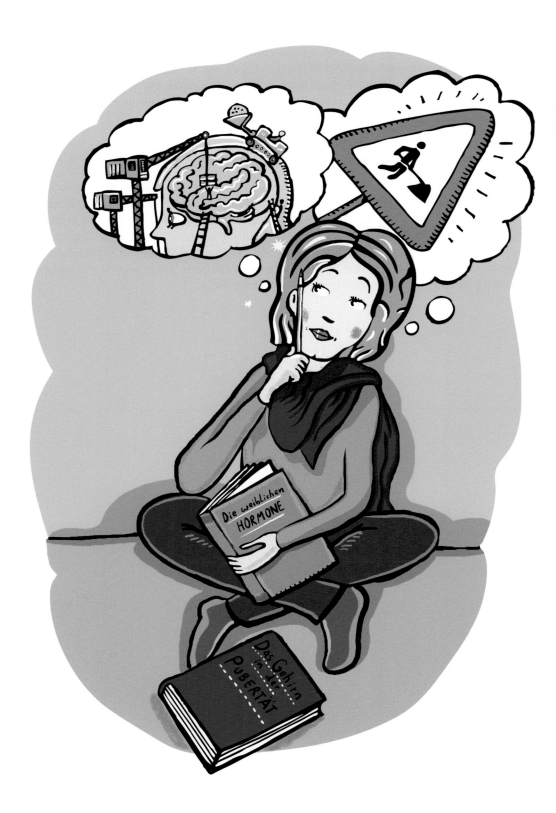

Die weibliche Pubertät und Adoleszenz aus biologisch-medizinischer Sicht

Definition von Pubertät und Adoleszenz

Pubertät

Als **Pubertät** bezeichnet man die Summe der **körperlichen Umstrukturierungsprozesse** im Rahmen der sexuellen Reifung im Alter zwischen 9 und 16 Jahren. Das Ziel der körperlichen Veränderungen ist der Erwerb der Fortpflanzungsfähigkeit.

Entwicklungsschritte in der weiblichen Pubertät
Mädchen wachsen, die Figur wird weiblich, d. h. kurvig. Die Brüste entwickeln sich, Achsel- und Schamhaare wachsen.

Aber längst bevor der Mädchenkörper sich äußerlich verändert, haben sich schon die inneren Geschlechtsorgane entwickelt: Das Jungfernhäutchen wird weich und dehnbar, die Scheide wächst auf eine Länge von ca. 10 cm, die Gebärmutter nimmt Größe und Form einer kleinen Birne an, die – um im Bild zu bleiben – auf dem Stiel steht, Mädchen bekommen Weißfluss, ein vierwöchentlicher Zyklus kommt in Gang und ca. 2 Jahre nach Beginn der Brustentwicklung bekommt ein Mädchen seine 1. Regel.

Wichtig ist, dass es individuell **große zeitliche Unterschiede** gibt, innerhalb derer eine normale Pubertätsentwicklung stattfindet. Die 1. Menstruation kündigt also nicht den Beginn der weiblichen Pubertät an, sondern eher ihr Ende und den Beginn der Möglichkeit, schwanger werden zu können.

Das **Gehirn** entwickelt sich jetzt dramatisch und unterliegt einem außerordentlichen Wachstumsschub und massiven Umbauprozessen, wobei sich nicht alle Gehirnregionen gleichmäßig schnell entwickeln. Die Kommunikation zwischen den verschiedenen Hirnregionen verläuft über Jahre nicht optimal.

Beginnt die Pubertät heute immer früher?

Ganz generell hat sich das Alter, in dem Mädchen ihre 1. Regel bekommen, im 20. Jahrhundert in immer jüngere Jahrgänge verlegt. Setzte die 1. Regelblutung

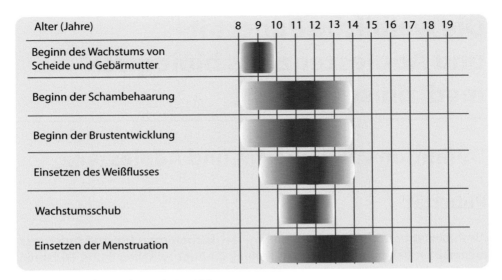

Alter (Jahre)	8 9 10 11 12 13 14 15 16 17 18 19
Beginn des Wachstums von Scheide und Gebärmutter	
Beginn der Schambehaarung	
Beginn der Brustentwicklung	
Einsetzen des Weißflusses	
Wachstumsschub	
Einsetzen der Menstruation	

Zeitlicher Ablauf der Pubertät bei Mädchen

1886 noch mit knapp 17 Jahren ein, so liegt in Deutschland das mittlere Menarche-alter **aktuell bei 12,8 Jahren** (zwischen 9 und 16 Jahren). Der frühest normale Zeitpunkt für die 1. Regelblutung kann heute also durchaus schon im Grundschulalter liegen. Die Frage nach einer immer weiter fortschreitenden Vorverlegung der Pubertät lässt sich so beantworten, dass seit den 60-er Jahren ein Trend zu einer immer früheren Menarche nicht mehr eindeutig nachzuweisen ist, er scheint sich bei z. Zt. 12,8 Jahren zu stabilisieren.

Allerdings konnte nachgewiesen werden, dass immer mehr Mädchen innerhalb der Zeitspanne von 9–16 Jahren früh menstruieren. Erlebten 2009 43 % der Mädchen und 2014 bereits 46 % der Mädchen ihre Menarche im Alter von 11–12 Jahren, waren es 2019 bereits 53 % der befragten Mädchen. Und von deren Müttern gaben nur 17 % an, schon mit 11 oder 12 Jahren die Regel bekommen zu haben.

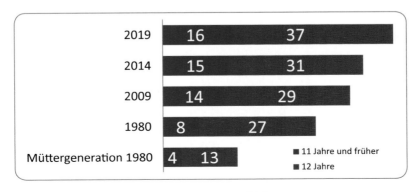

Erste Menstruation mit 11 und 12 Jahren – Langzeittrend [2]

Ganz grundsätzlich ist aber der Zeitpunkt, an dem ein Mädchen in die Pubertät kommt, immer auch abhängig von **genetischen Faktoren**. Es gibt einfach Familien, in denen alle Kinder Spätentwickler sind – bestätigt wird das von Studien, die annehmen, dass sogar 50–80 % des Pubertätsbeginns genetisch fixiert sind.

Aber auch hormonaktive **Umweltfaktoren**, sog. endokrine Disruptoren aus z. B. Kunststoffen und Körperpflegeprodukten, werden insbesondere für den deutlich früheren Beginn des Brustwachstums diskutiert.

Adoleszenz

Unter **Adoleszenz** versteht man die bis in das 3. Lebensjahrzehnt hineinreichende psychosoziale Verarbeitung der pubertären Veränderungen.

Entwicklungsaufgaben in der Adoleszenz

Die Körperveränderungen müssen in ein neues Selbstbild integriert werden, Positionen unter Gleichaltrigen müssen neu definiert werden, die Sexualisierung des eigenen Körpers und die Gestaltung sexueller Beziehungen setzt die sukzessive Ablösung von den bisherigen Liebes- und Bezugspersonen voraus, eigene Werte und Ziele müssen definiert und berufliche Pläne in Angriff genommen werden.

Ziel von Pubertät und Adoleszenz sind also die Entwicklung von Fruchtbarkeit und Fortpflanzungsfähigkeit, der Aufbau intimer Beziehungen, die Entwicklung von Identität, Selbständigkeit, sozialer Kompetenz und Zukunftsperspektiven.

Bei so viel Veränderung wäre ein Schonraum von ein paar Jahren nötig, der aber jungen Mädchen heute aufgrund der Einflüsse von Medien und Zeitgeist oftmals nicht mehr gegönnt wird.

Hormone und Umbauprozesse im Gehirn interagieren

Bis vor einigen Jahren hat man geglaubt, dass **die für die Pubertät und Adoleszenz typischen Verhaltensweisen Jugendlicher** vorwiegend auf die Wirkung der geschlechtsspezifischen Hormone zurückgehen:
- Gefühlsschwankungen
- Kontaktscheu
- Schüchternheit
- Wechselnde Überwertigkeits- und Minderwertigkeitsgefühle

- Traurigkeit (die Kindheit geht verloren)
- Identitätsunsicherheit
- Mangelnder Sinn für Gefahren
- Unfähigkeit zu vorausschauendem Planen und Handeln
- Priorität des Hier und Jetzt

Mittlerweile besteht Konsens, dass diese Verhaltensweisen nicht nur auf die Wirkung der Hormone zurückzuführen sind, sondern dass Hormone und zielstrebige Umbauprozesse des Gehirns in dieser Zeit in einzigartiger Weise interagieren und korrelieren. Die hormonelle Umstellung in der Pubertät und der Umbau des Gehirns stehen in Pubertät und Adoleszenz in einer wichtigen Wechselwirkung.

Die Hormone in der Pubertät

Ein hormoneller Regelkreis etabliert sich

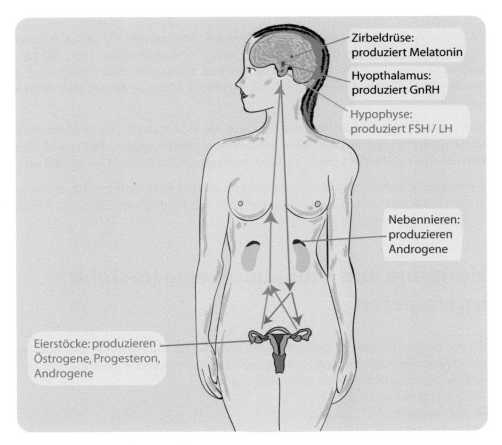

Zirbeldrüse:
produziert Melatonin

Hyopthalamus:
produziert GnRH

Hypophyse:
produziert FSH / LH

Nebennieren:
produzieren
Androgene

Eierstöcke: produzieren
Östrogene, Progesteron,
Androgene

Hormoneller Regelkreis beim Mädchen

Ausgelöst wird die Pubertät durch die Aktivitätszunahme von hormonproduzierenden Zellen im Gehirn, genau im Hypothalamus, die das **Gonadotropin-Releasing-Hormon (GnRH)** ins Blut abgeben. Auf diesem Wege gelangt das GnRH in die Hypophyse oder Hirnanhangdrüse, die dadurch stimuliert wird, ihrerseits zwei weitere Hormone, das **Follikelstimulierende Hormon (FSH)** und das **Luteinisierende Hormon (LH)** ebenfalls in den Blutkreislauf abzugeben. Das geschieht zunächst vornehmlich nachts und bei weiter fortgeschrittener Pubertät auch tagsüber. Mit dem Blut gelangen diese beiden Hormone dann in die Eierstöcke als Zielorgane und regen dort die Eireifung an. Die Eierstöcke antworten auf diese Information ebenfalls mit Hormonen (**Östrogen, Progesteron und Androgene**), die sie ihrerseits wieder auf dem Blutwege an die Hirnanhangdrüse zurücksenden, um dort zu melden, dass sie ihren Auftrag erfüllt haben. Es etabliert sich also ein Feedbackmechanismus zwischen den hormonproduzierenden Arealen im Gehirn und den Eierstöcken sowie den ebenfalls **Androgene** produzierenden Nebennieren.

Zyklus und Menstruation aus biologisch-medizinischer Sicht

Im weiblichen Zyklus reifen unter dem Einfluss von FSH und LH aus der Hirnanhangdrüse jeden Monat einige Hundert der 400.000 Eibläschen (Follikel) mit den darin liegenden Eizellen im Eierstock heran. In der Wand des wachsenden Eibläschens werden in zunehmendem Umfang Östrogene gebildet, die in der Mitte des Zyklus ihren höchsten Wert erreichen.

Dieser sog. Östrogengipfel bewirkt, dass die Hirnanhangdrüse kurzfristig verstärkt LH ausschüttet, wodurch das reife Eibläschen platzt, also der Eisprung ausgelöst wird. Nach dem Eisprung fällt das leere Eibläschen in sich zusammen

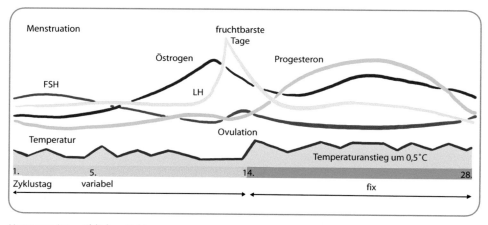

Hormone im weiblichen Zyklus

und wandelt sich in eine seinerseits hormonproduzierende gelbfarbene Drüse (= Gelbkörper) um. Hier wird jetzt das Progesteron produziert, das die Gebärmutterschleimhaut auf eine mögliche Einnistung des Eis vorbereitet. Progesteron heißt nämlich „für die Schwangerschaft". Die Hormone Östrogen und Progesteron melden auf dem Blutwege wiederum der Hirnanhangdrüse zurück, dass sie ihre Aufgaben, nämlich die Eireifung und den Eisprung sowie die Vorbereitung der Gebärmutterschleimhaut auf eine eventuelle Schwangerschaft ausgeführt haben. Dadurch werden in der Hirnanhangdrüse die Ausschüttung der beiden Hormone FSH und LH gedrosselt und ein weiterer Eisprung in diesem Zyklus verhindert.

Wenn in diesem Monat keine Befruchtung der Eizelle stattgefunden hat, dann geht die Bildung von Östrogen und Progesteron ca. 12–16 Tage nach dem Eisprung zurück. Das hat zur Folge, dass die aufgebaute Gebärmutterschleimhaut wieder abgelöst und unter einer Blutung (Menstruation) ausgespült wird.

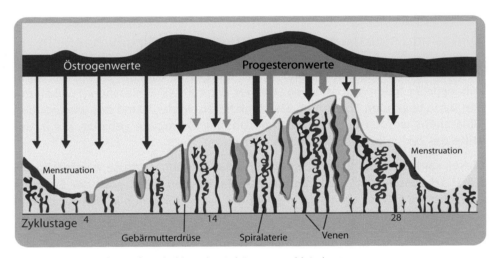

Hormone steuern den Auf- und Abbau der Gebärmutterschleimhaut

Fazit
Den Prozessen, die im Mädchenkörper in der Pubertät ablaufen, fehlt noch die Farbe des sexuellen Begehrens. Sie haben keinen anderen Sinn und kein anderes Ziel, als ihn auf die Möglichkeit, schwanger zu werden, vorzubereiten.

Und noch ein Hormon wird in der Pubertät im Gehirn verstärkt produziert: Das Melatonin aus der Zirbeldrüse (Epiphyse)

Haben Sie vielleicht längst bemerkt, dass Ihre Tochter abends nicht müde wird und viel zu spät einschläft? Dafür müssen Sie sie morgens dreimal wecken, damit sie nicht zu spät zur Schule kommt? Das müde machende Hormon Melatonin aus der Zirbeldrüse reguliert den Schlaf-Wach-Rhythmus und wird in der Pubertät nicht nur verstärkt, sondern auch bis zu 2 Stunden später produziert, dafür baut es sich aber morgens auch mit Verspätung ab. Jugendliche in der Pubertät sind also abends, wenn Sie selber gerne zu Bett gehen würden, besonders fit. Alle Eltern kennen die spätabendlichen Diskussionsbedürfnisse über so drängende und nicht verschiebbare Themen wie z. B., dass wir viel zu viele Autobahnen haben oder dass in der deutschen Sprache wie in England und Frankreich auch die Kleinschreibung eingeführt werden sollte. Aber auch ohne ein konkretes Anliegen ist der Gesprächsbedarf exorbitant: „Mama, ich red' so gern mit dir. Sag' mir mal ein Thema".

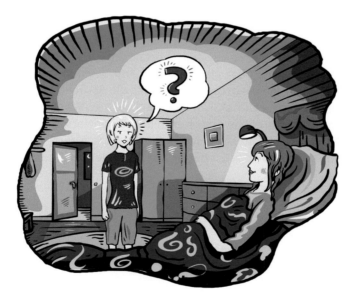

In den ersten beiden Schulstunden sind Jugendliche dafür noch sehr müde. Der sich über die Woche ansammelnde Schlafmangel wird dann am Wochenende auskuriert, wenn Ihre Tochter bis mittags ausschlafen kann. Und irgendwann wird sie dann auch wieder freiwillig früher ins Bett gehen.

Die Umbauprozesse im pubertierenden Gehirn

Hat man noch bis vor einigen Jahren geglaubt, dass die Probleme, mit denen Jugendliche sich in der für sie typischen Weise auseinandersetzen, auf die Wirkung der geschlechtsspezifischen Hormone zurückgehen, rücken seit etwa 15 Jahren neurobiologische Erkenntnisse und damit die faszinierenden Umbauprozesse im Gehirn Pubertierender zunehmend ins Zentrum des Interesses. **Schwierigkeiten mit vorausschauendem Planen und Handeln, die Suche nach dem Kick durch gefährliche Herausforderungen, die oftmals heftigen emotionalen Reaktionen oder die Abhängigkeit von der Wertschätzung innerhalb der Peergroup sind nicht nur auf die Wirkung der Hormone zurückzuführen, sondern sie korrelieren in einzigartiger Weise mit den Umbauprozessen im Gehirn in dieser Zeit.**

Die Pubertät wird auch als „2. Geburt" bezeichnet, weil das Gehirn jetzt einen außerordentlichen Wachstumsschub erfährt. Jetzt werden noch einmal alle Verknüpfungen des Gehirns, die wir mit auf die Welt gebracht und in unserer Kindheit kräftig weiterentwickelt haben, grundsätzlich neu organisiert. Die neurobiologische Forschung vermutet hinter der Volumenzunahme des Gehirns Myriaden neuer Verzweigungen und Verschaltungen des Nervensystems. Außerdem kommt es zu gezielter Selektion: Wenig benutzte Nervenbahnen verkümmern, häufig benutzte bleiben erhalten und werden ausgebaut – die Denk- und Kontrollinstanz Gehirn reift und wird erwachsen.

Dabei verläuft die Reifung des Gehirns in der Pubertät sozusagen von „hinten nach vorn", von den einfacheren zu den höheren Funktionen, d. h. nicht alle Hirnregionen reifen gleichzeitig oder gleich schnell. Der **Sehsinn** erreicht jetzt seine größte Schärfe, **Gehör- und Tastsinn** folgen. Auch die **Sprachzentren** beider Hirnhälften profitieren von der effektiveren Verschaltung. **Wahrnehmung, Bewegungssteuerung** und **räumliche** sowie **zeitliche Orientierung** oder der **Schlaf-Wachrhythmus** werden jetzt, wenn auch oft genug ineffizient, neu justiert, und **zuletzt reift der Präfrontale Cortex hinter der Stirn, der für planendes Handeln,**

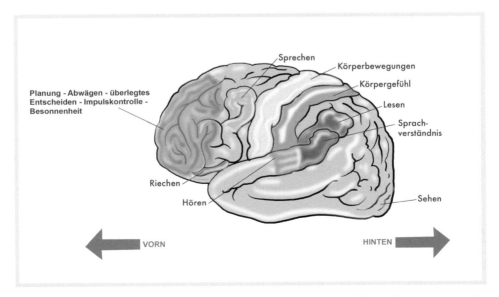

Präfrontaler Kortex: Planung – Abwägen – überlegtes Entscheiden – Impulskontrolle – Besonnenheit

Abwägen, überlegte Entscheidungen, Impulskontrolle und Besonnenheit zuständig ist.

Jugendliche suchen neue, herausfordernde Erfahrungen, deren Konsequenzen nicht immer richtig bedacht und deren Risiken vorübergehend nicht korrekt eingeschätzt werden können – viele Wirren der Pubertät erklären sich aus dieser Abfolge der Hirnreifungsprozesse. Die spontanen und emotionalen Entscheidungen sind aber wahrscheinlich für den Weg zur individuellen sozialen Reife notwendig.

Aber nicht alle Jugendlichen in Pubertät und Adoleszenz sind per se unfähig, rationale Entscheidungen zu treffen. Nur in Anwesenheit von Gleichaltrigen, insbesondere bei Aussicht auf Anerkennung, d. h. Belohnung durch die Peergroup, ist allerdings der Nutzen risikoreicher Handlungen sehr viel größer. Deshalb greifen vernunftbasierte Handlungsanweisungen in diesem Alter weniger gut als solche, die mit einem persönlich greifbaren Nutzen verbunden sind. Und Aufträge, die keinen persönlichen Nutzen bergen, werden oft gar nicht als solche realisiert. „Matilda, mach' doch bitte mal das Fenster zu" – Matilda geht zum Fenster und kommt unverrichteter Dinge wieder zurück, ohne das zu bemerken.

Und pubertätstypisches Verhalten hat natürlich interindividuell unterschiedliche Ausprägungen. **Nicht alle Jugendlichen in Pubertät und Adoleszenz zeichnen sich durch riskantes, kritisches oder rebellisches Verhalten aus.** Umfragen zeigen, dass bis zu 80 % der Jugendlichen keine gravierenden Probleme mit ihren Eltern haben. Niemand muss sich also Gedanken machen, wenn sich die Tochter mit Stricken beschäftigt anstatt zu rebellieren. Was, wenn sie gar nicht streiten will? Ihre Eltern nicht besonders peinlich findet? Die Tür nicht zuschlägt, weil sie endlich ihre Ruhe haben will? Die Gesellschaft ist grundsätzlich liberaler, es gibt nicht mehr so viel, wogegen Jugendliche aufbegehren können. Nicht alle Jugendlichen suchen also den Konflikt, zumal viele Eltern heute die Gratwanderung zwischen Fördern und Fordern sehr gut beherrschen. Und die bisherige Lebenserfahrung sowie die Beziehungserfahrungen aus der Kindheit haben auch in dieser Zeit enorme Auswirkungen auf die Strukturbildung des Gehirns Jugendlicher.

In Kenntnis der Ursachen lässt sich das aus Erwachsensicht mitunter prekäre pubertätstypische Verhalten also nicht nur als normal, sondern sogar als in einzigartiger Weise zielführend für die Entwicklungsaufgaben in der Adoleszenz verstehen. Denn wie sollten die Herausforderungen dieser Lebensphase wie z. B. die Ablösung von den Eltern als primären Bezugspersonen und das Infragestellen von deren Wertesystem bewältigt werden können, wenn nicht die Hirnareale für das vorausschauende Planen, das intelligente Handeln und für die Risikoabwägung vorübergehend überstimmt wären von den Hirnarealen, die für emotionale Kicks, Belohnung durch Anerkennung innerhalb der Peergroup und die heftigen emotionalen Reaktionen zuständig sind? Diese Ablösung geschieht einfach ohne rationale Kontrolle und deshalb bilden die Lockerung der Beziehung zu den Eltern und damit der Schritt ins Leere auch häufig den Hintergrund für die manischen Aufschwünge und ebenso tiefen Abstürze in dieser Lebensphase. Der unreife präfrontale Kortex verhindert hier ein zieladaptiertes Abwägen.

Insofern ist der Schluss zulässig, dass Pubertät und Adoleszenz nicht als ein defizitärer Zustand angesehen werden sollten und das Erwachsenengehirn als das optimal funktionierende. Sondern jeder Lebensabschnitt hat genau das Gehirn, das zu Bewältigung der jeweils anstehenden Entwicklungsaufgaben optimal ist.

> **Tipp**
> Das Gehirn braucht Anregungen, um Verbindungen zu knüpfen. Sportliche Herausforderungen, das Erlernen eines Musikinstrumentes oder auch einer neuen Sprache gelingen leicht, insbesondere wenn sie gerade in eine dafür sensible Phase fallen. Das sollten Eltern im Interesse des Kindes nutzen.

Genetisch bedingtes geschlechtstypisches Verhalten

Das ganze Szenario spielt sich zudem auf der Folie genetisch bedingter weiblicher und männlicher Verhaltensmuster ab. Warum Frauen und Männer im statistischen Mittel typisch weiblich oder männlich empfinden, reagieren und handeln, ist generell von vielerlei Einflussfaktoren abhängig. Seit den 70-er Jahren wurden die durch Gesellschaft und Kultur als typisch weiblich oder männlich präferierten Eigenschaften als erziehungsbedingt angesehen – Männlichkeit und Weiblichkeit also vor allem ein Resultat unterschiedlicher Sozialisation. In neuerer Zeit mehren sich die Stimmen, die den anlagebedingten Faktoren wieder eine grundlegende Bedeutung zusprechen.

Wenn es dabei um sexuelles Verhalten, Kinderwunsch und Familienplanung geht, dann spielen die geschlechtsspezifischen Hormone und die unter evolutionären Aspekten sich als vorteilhaft herausgebildeten und genetisch verankerten Verhaltensweisen eine besondere Rolle – hier tickt unüberhörbar „Steinzeitsoftware", die dadurch definiert werden kann, dass sie bei einem Geschlecht im statistischen Mittel signifikant häufiger vorkommt und Frauen oder Männern leichter fällt: So gibt es **beim männlichen Geschlecht** ein sicher evolutionsbiologisch bedingtes größeres Bedürfnis nach klaren Strukturen.

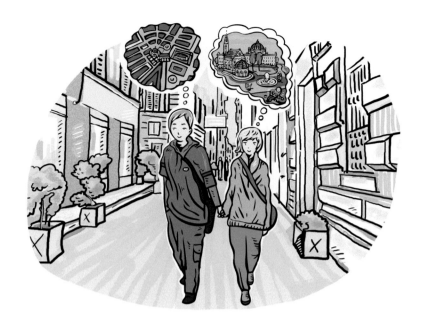

Es gibt eine größere Lust am Konkurrenzverhalten, an Rivalitätsmustern mit Droh- und Imponiergehabe, an erhöhter Expansions- und Risikobereitschaft und an der Sozialisation in der Gruppe mit der Akzeptanz von Rangordnungen. So erklärt sich z. B., weshalb Jungen im statistischen Mittel Mannschaftssportarten mit Konkurrenzcharakter vorziehen oder wieso riskantes bis hin zu tätlichem Verhalten in Pubertät und Adoleszenz bei männlichen Jugendlichen deutlich häufiger vorkommt als bei Mädchen. Hängt prinzipiell der einzelne pubertierende Junge noch wie ein Schluck Wasser in der Kurve, lassen sich mit der Sozialisation in größeren Gruppen Gefühle männlicher Stärke erleben. Die Gruppe bietet Schutz und sie sichert machtvolles Auftreten. Dieselbe evolutionsbiologische Selektion sorgt wiederum im statistischen Mittel **bei Mädchen** für eine stärkere Personenbezogenheit, fürsorgliche Fähigkeiten, auf Zweiergruppen bezogene Freundschaften, personenbezogene Aspekte in Familie und Beruf und höhere Empathiefähigkeit. Jungen Frauen beschert dieses Verhalten nicht selten Probleme mit den männlichen Rivalitätsmustern, wenn sie heute zu Recht auch in den traditionell männlich dominierten Berufen erfolgreich sein wollen. Und wenn der Pferdestall heute ein Hort pubertierender Mädchen geworden ist, dann lässt sich das leicht aus diesen entwicklungspsychologischen Gegebenheiten erklären ebenso wie z. B. ihre prinzipiell stärkere Beziehungsorientiertheit in Liebe und Sexualität.

Weiterführende Literatur

Crone, E. (2008): Das pubertierende Gehirn. Droemer
Bischof-Köhler, D. (2010) : Geschlechtstypisches Verhalten von Mädchen unter evolutionstheoretischer und entwicklungspsychologischer Perspektive in: Matzner M. Wyrobnik I.: Handbuch Mädchenpädagogik. Beltz Verlag

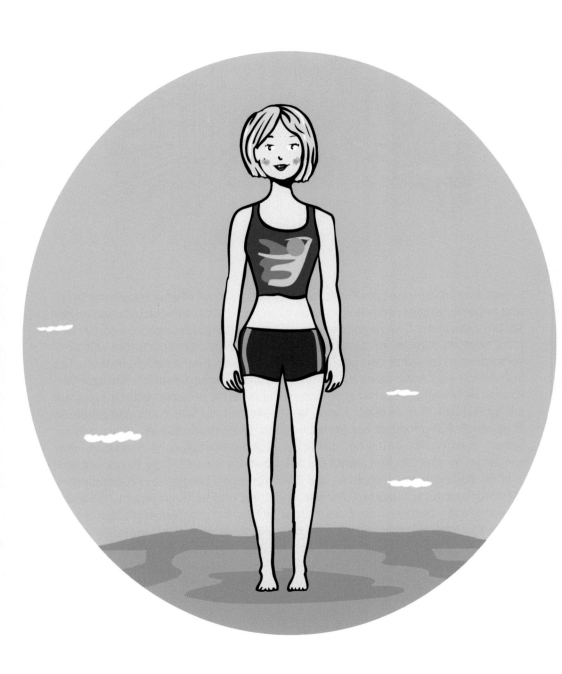

Der Mädchenkörper verändert sich äußerlich

Die körperlichen Veränderungen in der Pubertät bedingen zunächst bei den meisten Mädchen eine Phase tiefer Verunsicherung. Der eigene Körper wird vorübergehend fremd, muss neu in Besitz genommen werden und sollte bestenfalls mit Stolz besetzt werden können.

Die Entwicklung startet üblicherweise mit der **Scham- und Achselbehaarung** im Alter von 8–14 Jahren, begleitet oder gefolgt von der **Entwicklung der weiblichen Brust**. Mädchen beobachten dann auch irgendwann eine Absonderung aus der Scheide, den sog. **Weißfluss**. Der Slip ist abends nicht mehr so trocken und sauber wie morgens, als sie ihn frisch gewaschen angezogen haben. Ca. 2 Jahre nach Beginn der Brustentwicklung und ca. 1 Jahr nach dem Einsetzen des Weißflusses hat sich ein zyklischer hormoneller Regelkreis etabliert und damit bekommen Mädchen dann zum **1. Mal ihre Regel (Menarche)**.

Die 1. Menstruation kündigt also nicht den Beginn der weiblichen Pubertät an, sondern den Beginn der Fruchtbarkeit. Im Vorfeld dessen, also der Fähigkeit, später Kinder bekommen zu können, müssen erstmal die Voraussetzungen dafür geschaffen werden, d. h. der kindliche Körper muss sich verändern.

Scham- und Achselbehaarung

Das Auftreten der Schambehaarung ist zurückzuführen auf die Aktivierung der Nebennierenrinde und der Produktion von Androgenen (=männliche Hormone) in der Pubertät. Wie auf der Haut auch wachsen auf den äußeren Schamlippen und auf dem Venushügel Haare als frühestes Zeichen der beginnenden Pubertät, **die Schamhaare**. Zu Beginn sind die Schamhaare weich, vereinzelt und leicht gekräuselt, später werden sie fester, dichter und bilden bei Mädchen eine horizontale Begrenzung unterhalb des Bauchnabels. Bisweilen wachsen die Schamhaare seitlich über die Leistenbeuge hinaus auf die Oberschenkel und haben eine andere Farbe als das Kopfhaar.

Schamhaare erfüllen einen Sinn in mehrfacher Hinsicht: Zum einen lassen Schamhaare die Luft zirkulieren in einer Körperregion, in der es andernfalls schwitzig und feucht wäre. Man könnte auch sagen, **Schamhaare sind so eine Art natürliche Klimaanlage**. Zum anderen haben wir in den Achselhöhlen und in der Schamgegend besonders viele Schweiß- und Duftdrüsen, die ab der Pubertät einen für jeden Menschen typischen Körpergeruch erzeugen. Daher kommt es, dass Menschen unterschiedlich riechen, und dass man manche Menschen „gut riechen kann", aber andere eben nicht so gut. **Und durch die Achsel- und Schamhaare verteilt sich dieser persönliche Duft besonders gut.** Man könnte sich denken, dass sich dadurch Menschen, die gut zueinander passen und sich „gut riechen können", ganz von selbst auch leichter erkennen und finden können.

Sollte man Schamhaare rasieren?

(s. Intimpflege / Menstruationshygiene S. 76)

Körpergröße und Körpergewicht nehmen in der Pubertät stark zu

Zwischen dem 10. und 15. Lebensjahr legen Mädchen deutlich an Körpergröße zu. Der Hauptwachstumsschub liegt vor der 1. Menstruation, Mädchen können dann bis zu 12 cm / Jahr wachsen. Mit 17 Jahren haben die meisten Mädchen ihre endgültige Körpergröße erreicht.

Dass auf dem Weg dahin die einzelnen Körperteile nicht recht zusammenzu- passen scheinen, hat seine Ursache darin, dass sie zu unterschiedlichen Zeit- punkten wachsen: Meistens wächst zunächst der Kopf, dann Hände und Füße und erst dann Arme und Beine – das kann vorübergehend einen unproportionierten oder schlaksigen Eindruck machen.

Darüber hinaus nimmt bei Mädchen in der Pubertät **das Fettgewebe um 50 Pro- zent zu**, der Mädchenkörper wird mehr oder weniger kurvig – ein seit Tausenden von Jahren bewährter Überlebenstrick der Natur. So ist gewährleistet, dass junge Frauen auch in Zeiten mit schlechter Nahrungsversorgung (Kriegs-, Flucht-, Hun- ger- und Notzeiten) auf eigene Kalorienreserven zurückgreifen und eine Schwan- gerschaft durchstehen können. Die Zunahme von Körpergröße und Körper- fettmasse ist natürlich mit einer deutlichen Zunahme des Körpergewichtes ver- bunden.

Um das Gewicht einer Jugendlichen unter Berücksichtigung von Alter und Geschlecht richtig einordnen zu können, hat sich die Ermittlung des sog. BMI (Body-Mass-Index) unter Berücksichtigung des Alters bewährt. Der Body-Mass- Index lässt sich berechnen, indem das Körpergewicht durch das Quadrat der Körpergröße geteilt wird:

$$BMI = \frac{Gewicht}{Größe^2}$$

24

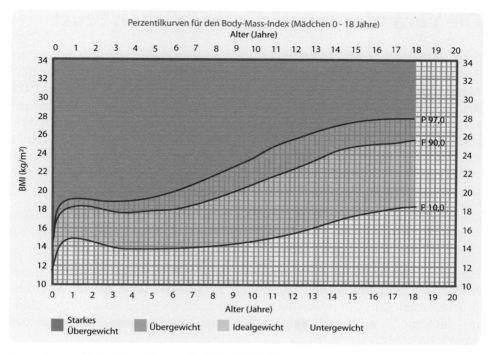

Perzentilkurve für Mädchen bis zum 18. Lebensjahr [3]

Anhand der sog. Perzentilkurve können Sie dann unter Berücksichtigung des Alters ermitteln, ob Ihre Tochter normal- / idealgewichtig ist.

> **Tipp**
> Sollte das Gewicht Ihrer Tochter deutlich zu Übergewicht oder Unter-
> gewicht tendieren, wäre das ein Anlass, den Hausarzt oder Kinder- und
> Jugendarzt um Rat zu fragen.

Durch diese tiefgreifenden Veränderungen von Größe und Gewicht in Pubertät und Adoleszenz lockert sich die eigene Identität, der Körper wird plötzlich als dick empfunden. Nur die wenigsten Mädchen leiden an tatsächlichem, die meisten aber an gefühltem Übergewicht. In der Folge kommt es zu verstärkter Körperbeobachtung und Körperkontrolle, Mädchen schließen sich stundenlang im Bad ein und haben eine geringe Toleranz gegenüber kritischen Bemerkungen. Gesunde Ernährung und Sport sind wichtiger denn je (s. Ernährung und Sport in der Pubertät S. 87), wenn man den Übergang in Diätverhalten oder gar eine Essstörung vermeiden möchte (s. Das weibliche Körperbild in der Pubertät S. 30).

Die Veränderungen der weiblichen Brust

Eines der ersten messbaren Zeichen des Pubertätsbeginns beim Mädchen ist der Anstieg der Östrogene und das dadurch bedingte Brustwachstum, d. h. der fühlbaren Vergrößerung des Brustdrüsengewebes im Alter von 9–14 Jahren. Die Brustwarze wölbt sich zunächst hervor, darunter lässt sich ein Drüsenkörper tasten. Dieser sich vergrößernde Drüsenkörper kann anfangs empfindlich oder schmerzhaft sein. Die endgültige Form der Brust ist aber nicht von der Menge des Drüsengewebes abhängig, sondern vom Binde- und Fettgewebe, das sich zwischen dem Drüsengewebe befindet. Die individuelle Brustform lässt sich nicht beeinflussen, sie ist wesentlich abhängig von den ererbten Anlagen.

Die Entwicklung der Brust kann durchaus **seitenverschieden** erfolgen, meistens startet die linke Seite. Und Größe und Form der Brust haben keinen Einfluss auf die Fähigkeit, später stillen zu können.

Für viele Mädchen sind die Brüste wichtig für die Zufriedenheit oder Unzufriedenheit mit dem eigenen Körper und der eigenen Weiblichkeit. Weibliche Brüste formen ganz wesentlich die Körpersilhouette, sie sind ein wichtiges Merkmal der Figur. Sie werden auch von anderen beurteilt – und sie werden als sexuell anziehend erlebt.

Tipp

Hat Ihre Tochter eine relativ große Brust? Dann wird durch die Auf- und Abbewegung der Brust z. B. beim Sport das unter der Haut liegende Bindegewebe sehr beansprucht. Das führt bei einigen Mädchen zu mehr oder weniger sichtbaren lila **Dehnungsstreifen**, meist seitlich am Busen. (Diese können bei Neigung zu Bindegewebsschwäche genauso auch an Oberschenkeln, Po oder Bauch auftreten). Dann wird es höchste Zeit, dass sich Ihre Tochter einen gut sitzenden BH oder einen Sport-BH kaufen sollte, dadurch wird die Bewegung der Brust ganz erheblich reduziert und verhindert, dass die schmalen lila Risse im Bindegewebe bis zu daumendick werden können.

Aber kann man sie überhaupt wieder loswerden? Dehnungsstreifen sind relativ hartnäckig und nicht einfach loszuwerden. Auf jeden Fall blassen sie ab zu weniger auffälligen silbrigen Streifen, die wie kleine Narben aussehen. Aber Massage mit den Händen mit einer Bodylotion wirkt der weiteren Ausbreitung entgegen und vermag sogar bereits vorhandene Dehnungsstreifen zu reduzieren.

Die Körperveränderungen: Eine Voraussetzung für die erste Menstruation

Mit den äußeren Körperveränderungen werden die Voraussetzungen geschaffen, damit später eine Schwangerschaft möglich sein kann. Mädchen, die ihre 1. Regel bekommen (s. Der weibliche Zyklus – Monat für Monat für Monat S. 53), haben ihre Körpergröße im Wesentlichen erreicht und haben eine weiblich veränderte Figur. D. h. dass ein Mädchen, das schon in der Grundschule seine 1. Regel bekommt, dadurch auffallen muss, dass es das einzige Mädchen in der Klasse ist, das schon deutlich gewachsen und entwickelt ist. Der Zeitpunkt der ersten Menstruation hängt also ganz wesentlich vom Körpergewicht ab und vom **Fettanteil im Körper**. In der Pubertät steigt beides an. Wenn der Fettanteil **etwa 17 Prozent** beträgt, kommt es zur Menarche (= 1. Regelblutung). Das hat damit zu tun, dass im Fettgewebe bestimmte Hormone gebildet werden, die wichtig für den Menstruationszyklus sind. Übergewichtige Mädchen bekommen ihre Menstruation daher eher früh. Umgekehrt bleibt bei Mädchen mit starker Gewichtsabnahme die Menstruation relativ bald wieder aus.

Mit den äußeren Veränderungen starten Mädchen also in die Pubertät. Die 1. Menstruation bildet damit nicht wie vielfach angenommen den Beginn der Pubertät ab, sondern quasi deren Abschluss.

> **Tipp**
> Die informierte Auseinandersetzung mit den Veränderungen des weiblichen Körpers im Allgemeinen und der Menstruation im Besonderen ist ein sozialer Lern- und Entwicklungsprozess, auf den ein Mädchen im Sinne von weiblichem Körperwissen und auch der „Fertility awareness" ein Anrecht hat – und Mädchen sind dankbar für kompetente Unterstützung.

Gibt es etwas, was du gerne an dir austauschen möchtest?
Was?

Meine Busen und das meine Dehnungsstreifen am Oberschenkel und Po weggehen.
(größer)

Dünner!

Meine Brüste und Beine

Figur, Haare, Augenfarbe

Größere Brüste, längere Haare, Dünner sein, mehr selbstbewustsein

meine Brüste

mein Bauch, also das er etwas flacher ist.

längere Haare (kopf), schmaleres Gesicht

längere Wimpern, größere Brüste, ich wäre gerne blond

Meinen Bauch, Beine und Haare

Eine Art Danebenleben ...
Körperakzeptanzprobleme von Mädchen

Dass die Jugendzeit die schönste Zeit im Leben sei, diese Meinung kann nur dem chronischen Gedächtnisoptimismus Erwachsener entsprungen sein. Nie wieder im Leben sind eine solche Fülle umwälzender Veränderungen zu verarbeiten wie in der Pubertät, und nie wieder fühlt man sich so fremd in seinem Körper: Wenn auch die Ablösungsversuche von den primären Liebesobjekten, den Eltern, sicher die Hauptursache für die manischen Aufschwünge und depressiven Abstürze in diesem Alter darstellen, sind die Wiedererlangung einer neuen Körperidentität und die Aufnahme sexueller Beziehungen das, was Jugendliche am meisten beschäftigt.

Die ersten Erfahrungen mit dem veränderten Körper sind für viele Mädchen zunächst einzelne, individuelle Erfahrungen, für die es oft keine Möglichkeit einer Einordnung gibt. Die Mädchen vergleichen sich mit Gleichaltrigen und Medienbildern, dabei verinnerlichen sie die dort gezeigten Ideale. Die mangelnde Festigkeit des eigenen Körpers löst aber bei vielen Mädchen ein verzerrtes Körperbild aus. In allen Untersuchungen übereinstimmend halten sich viele Mädchen in der Pubertät für hässlich, unattraktiv und schämen sich bestimmter Teile ihres Körpers.

Die Antworten der Mädchen einer 7. Klasse auf die Frage „Gibt es etwas, das du gerne an dir austauschen möchtest? Was?" belegen das eindrucksvoll.

Die Antworten waren anonym, indem das erste Mädchen seine Antwort unten auf den Zettel geschrieben und sie nach hinten weggeknifft hat. Der Zettel war wieder blanko und die nächsten Mädchen sind ebenso verfahren. Dann lassen sich alle Antworten am Schluss wie eine Ziehharmonika auseinander falten und besprechen.

Die Auswirkung der Medien / Werbung auf die Körperakzeptanz von Mädchen ist gravierend: Generell vermitteln die Medien ein Schönheitsideal von androgyner Schlankheit und virtueller Schönheit. Mädchen wachsen mit **Barbie** auf, einer Frau mit extrem schlanker Taille und ebensolchen Hüften, deren Figur keinerlei Platz lässt für Organe, von einer Schwangerschaft gar nicht zu reden. Sich auflösende Geschlechterrollen, der gesellschaftliche Druck zur Selbstoptimierung, eine ubiquitäre Berichterstattung über die mangelnde Verlässlichkeit von Liebesbeziehungen vor dem Hintergrund der Trivialisierung alles Sexuellen in den Medien:

alle Aspekte einer gelingenden mädchenadäquaten Identitätsentwicklung sind mehr als störanfällig und scheinen in der postmodernen und globalisierten Gesellschaft auseinanderzudriften. Die meisten Mädchen sind deshalb überzeugt, dass nur schlanke und unerreichbar makellose Frauen erfolgreich sind, viele Kontakte haben, glücklich, beliebt und zufrieden sein können.

Das weibliche Körperbild in der Pubertät

Der Begriff **Körperbild** bedeutet neben den **Vorstellungen über den eigenen Körper auch die Bewertung desselben und vor allem die Körperzufriedenheit**.

Der Körper ist die Basis der Identität als Frau oder als Mann, viele Dinge wissen wir nur, weil wir in einem weiblichen oder männlichen Körper stecken.

Dieser Körper verändert sich in der Pubertät zielführend im Hinblick auf den Fortpflanzungsaspekt der Sexualität. Mädchen empfinden diesen weiblich veränderten Körper in der Regel aber als weich, verletzbar, dick.

Grundsätzlich mangelhaft: Der weibliche Körper

Die Körperzufriedenheit von Mädchen macht sich im Wesentlichen am Gewicht fest, Dünnsein bedeutet dasselbe wie Beliebtsein. Die Fakten dazu liegen auf dem Tisch: Nach Analyse der BMI-Daten von 3254 Mädchen im Alter zwischen 11 und 17 Jahren waren laut KiGGS-Studie des Robert-Koch-Instituts [4] 17,8 % übergewichtig oder adipös, der Trend ist seit Jahren stabil. Immerhin jedes 5. Mädchen zwischen 11 und 17 Jahren ist in Deutschland also nach objektiven Kriterien tatsächlich zu dick.

Es gibt aber nicht nur ein tatsächliches, sondern auch ein gefühltes Übergewicht: Die KiGGS-Daten zeigen nämlich, dass auch unter den normalgewichtigen Mädchen viele unter einem verzerrten Körperbild leiden, wenn **mehr als die Hälfte der normalgewichtigen 11–17-jährigen Mädchen angibt, dass sie sich für „ein bisschen zu dick" oder „viel zu dick" hält [5]**.

Der Anteil normalgewichtiger Jugendlicher, die durch diese unrealistische Körperselbstwahrnehmung Einbußen ihres Selbstwertgefühles hinnehmen, ist sogar stärker gestiegen als der Anteil der objektiv Übergewichtigen.

Auch die Dr. Sommer-Studie der BRAVO [6] ergab im Jahr 2016, dass nur etwas mehr als die Hälfte der befragten Mädchen zwischen 11–17 Jahren einigermaßen zufrieden war mit ihrem Äußeren. Jedes vierte Mädchen wurde schon einmal wegen seines Aussehens gemobbt. Jedes zweite Mädchen ab 15 Jahren kontrolliert regelmäßig sein Gewicht und jede zehnte 11-Jährige hat schon mal eine Diät

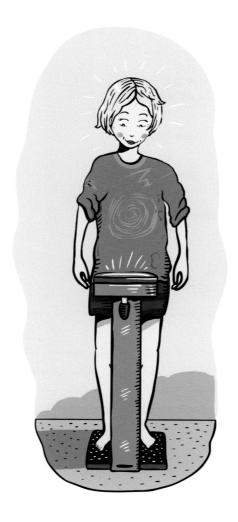

gemacht. Und über die Hälfte der befragten Jugendlichen meint, dass Dünnsein und Beliebtheit zusammenhängen.

Und alle Versuche von Politik und Industrie, dem zunehmend mageren Schönheitsideal etwas entgegenzusetzen, waren bisher wenig erfolgreich. Wenn aber das eigene Körperbild von einem Mädchen permanent diskrepant von dem erwünschten wahrgenommen wird, dann führt das zu keinem authentischen, sondern zu einem geliehenen Körpergefühl und damit zu tiefer Verunsicherung im eigenen Körper und zu einer geringen Wertschätzung als Person. Mädchen, die nicht zu ihrem Körper stehen können, werden sich weiterhin auf einen Kreislauf von Norm und Abweichung einlassen und damit willkommenes Opfer der Angebote unseriöser Versprechen von Medien und Werbung werden. Denn eine verunsicherte, überkritische Beziehung zum eigenen Körper verstärkt die Bereitschaft, sich der Außenbewertung zu unterwerfen.

Vor diesem Hintergrund entwickeln viele Mädchen in der Pubertät ein depressives Selbstkonzept:

- Ich bin ....*13*........Jahre alt

- Ich bin ..../........ ....cm groß

- Ich wiege ..../........kg

- Fühlst du dich in deinem Körper wohl:

  ○ immer

  ⊗ nicht immer
  warum nicht?....*ist einfach so*...
  ....

  ○ nein
  warum nicht?...
  ....

- Würdest du gerne etwas an dir austauschen?

  ○ nein
  ⊗ ja
  was?......*Alles*..
  ....

- Wenn es eine gute Fee gäbe, worum würdest du sie bitten?

  ....*das ich hübscher werde und dünner*..........
  ein Pferd...
  ....
  ....

Weibliche Attraktivität – Männliche Stärke

Auf der Suche nach ihrer eigenen weiblichen oder männlichen Identität können sich Jugendliche nicht einfach in sich auflösende Geschlechterrollen hineinbegeben, ohne vorher einen festen Boden unter den Füßen gehabt zu haben, von dem man sich beim Erwachsenwerden abstoßen kann. In der Pubertät spielen Jugendliche deshalb ihre weibliche oder männliche Identitätsfindung zunächst nach traditionellem Modell durch: **Jungen definieren sich über männliche Stärke, Coolness und Potenz, Mädchen über ihre körperliche Attraktivität.** Nirgendwo sonst kann man noch solche Machos erleben wie in 8. Klassen und der Schulschwarm ist auch heute noch ein älterer Schüler, der coole Wortführer, der Sportliche und Erfolgreiche – es ist so, ob uns das passt oder nicht. Bleiben also für Jungen Stärke und Leistungsfähigkeit auch im erotischen Bereich von Vorteil, so realisieren Mädchen, dass Jungen einen schönen Körper vorziehen, **Schönheit wird jetzt zu einer wichtigen Ressource für Mädchen**, schöne Mädchen haben viele Chancen, schöne Mädchen können wählen. Schönheit und Attraktivität sind aber im erotischen Kontext nicht nur ein wichtigerer Wert für Frauen als für Männer, es gibt auch für Frauen weniger Möglichkeit, einen Mangel z. B. durch die gesellschaftliche Stellung oder das beeindruckend gefüllte Konto auszugleichen.

Nirgendwo sonst sieht man deshalb auch so viele Lolitas wie in 8. Klassen – bauchnabelfrei, die Haare immer wieder neu ordnend, ein sehr tief ausgeschnittenes T-Shirt unter einer wärmenden Steppjacke. **Weibliche Attraktivität** findet ihre Bestätigung durch körperliche Attribute, schön sein heißt erfolgreich und begehrt sein, viele Chancen und Kontakte haben und durch den daraus resultierenden Erfolg bei den Jungen, für die eine attraktive Freundin immer auch ein Zugewinn an Ansehen in der männlichen Peergroup-Hierarchie bedeutet.

Die Verbindung zwischen Aussehen und Selbstwertgefühl kann sich in der Pubertät so tief in das Selbstbewusstsein von Mädchen einprägen, dass sie für ihr gesamtes Leben als Frau bedeutsam bleibt und zu einer permanenten Verunsicherung über ihr Aussehen und damit letztendlich ihren Wert als Person führen kann – **Beautystress und Bodyshaming bleiben über Jahre ständige Begleiter vieler Mädchen.**

In einer repräsentativen Umfrage einer deutschen Frauenzeitschrift gaben 2/3 der befragten Frauen an, dass sie gerne auf 10 % ihrer Intelligenz verzichten würden, wenn sie dadurch an Attraktivität gewönnen. Wobei die Wünsche nach „einer Kleidergröße weniger" und nach einem „größeren Busen" auf Platz 1 und 2 der Änderungswünsche rangierten.

Übereinstimmend in der Literatur wird der weibliche Körper beschrieben als ein Instrument, mit dem andere beeindruckt und auf sich aufmerksam gemacht werden können, während der männliche Körper beschrieben wird als ein Instrument, mit dem die äußere Umwelt gestaltet werden kann. Während sich also eine **positiv besetzte Männlichkeit** und erotische männliche Ausstrahlung weiterhin über Stärke, Fähigkeiten und Leistung definiert, machen **intelligente, leistungsstarke und moralisch überlegene Mädchen** die Erfahrung, dass das, worauf bisher ihr Selbstbewusstsein basierte, von den meistens noch selbstunsicheren Jungen eher als bedrohlich für ihre Wünsche nach Coolness und Überlegenheit verbucht wird. Sie wachsen in der Pubertät zunächst in eine Situation der Leere und einer Rollendiffusion hinein. Andere Mädchen akzeptieren, dass Jungen Schutzbedürftigkeit als geschlechtsadäquates Verhalten von Mädchen zu schätzen wissen. Sie finden durchaus produktive und aktive Strategien, auch wenn sie sich damit angepasst verhalten, d. h. sich bewusst zurücknehmen, um dem Jungen, von dem sie möchten, dass er sich in sie verliebt, dieses Gefühl der Überlegenheit zu vermitteln und seine Beschützerinstinkte zu wecken.

Maladaptive Ausweichmöglichkeit: Essstörungen

Die Pubertät mit ihren komplexen Entwicklungsaufgaben birgt eine Vielzahl sowohl externer als auch interner Risikofaktoren für die Entstehung von Essstörungen. Denn trotz (oder wegen) aller Freiheiten, die Mädchen heute haben, ist die Bewältigung der Entwicklungsaufgaben nicht leichter geworden. Viele Mädchen erleben die Zuschreibungen, in denen der weibliche Körper ab der Pubertät auch heute noch gefangen ist, unbewusst als verwirrend oder ausweglos – es gibt kein verbindliches Koordinatensystem mehr, an dem sie sich beim Erwachsenwerden orientieren könnten.

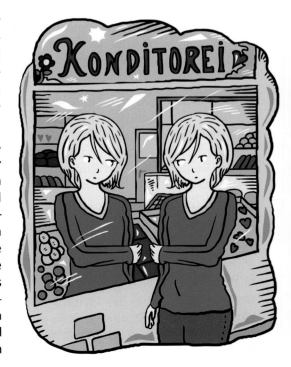

Wenn alle Wünsche nach Zugehörigkeit und Anerkennung in einer Sackgasse zu enden scheinen, dann tröstet Essen: Süßes verwöhnt und schenkt Gefühle von Geborgenheit – man kann sich etwas Gutes tun, wenn keiner sonst es tut – die emotionale Leere im Innern lässt sich füllen. Die Sehnsucht nach Glück wird auf das machbare Glück des Essens fokussiert. Manche Mädchen begegnen deshalb Gefühlen wie Unglück und Ohnmacht, indem sie ihren Ärger in sich hineinfressen, die Wut herunterschlucken, die ungerechte Lehrerin zwischen den Zähnen zermahlen, ihre Probleme im wahrsten Sinne des Wortes verschlingen. **Essen vermag nicht nur den Hunger des Magens, sondern auch den Hunger der Seele zu stillen.**

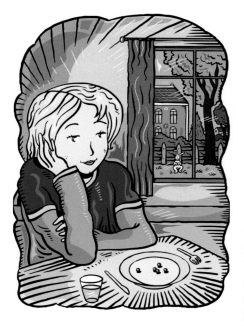

Es ist aber auch sicher kein Zufall, dass es gerade die intelligenten, leistungswilligen und überlegenen Mädchen und jungen Frauen in Gymnasien und Universitäten sind, die das Erwachsenwerden und Weiblichwerden verweigern. Über ein bizarres Essverhalten – oft verbunden mit körperlichen Höchstleistungen – versuchen sie, sich den fremdbestimmten Zuschreibungen an ihren Körper und an die weibliche Rollendiffusion oder dem, was ihnen über die Medien als Sexualität angeboten wird, zu entziehen, um so wenigstens ein Stück Autonomie über ihren Körper zurückgewinnen zu können. **Weil dünn sein frei sein heißt – Magersucht als Zaubertrick, der mit Gefühlen von Halt, Sicherheit, Stärke und Überlegenheit belohnt.**

Wie müssten Unterstützungsangebote gestaltet sein?

Der eigene Körper wird vorübergehend fremd und muss neu in Besitz genommen werden. Dabei geht es längst nicht bei allen Mädchen prioritär um die dringende oder gar drastische Reduktion des Körpergewichtes durch aufwendige Diätpläne, sondern vielmehr um die Möglichkeit, den weiblich veränderten Körper akzeptieren zu lernen. Das braucht Zeit und schließt manchen Irrweg nicht aus. Aber sicher sind dafür kompetente Gesprächsangebote hilfreich, die z. B. im Sexualkundeunterricht oder in Gesundheitsprojekten in der Schule angesiedelt werden könnten. Und natürlich sollten Mütter ihren Töchtern vorleben, dass man mit einer veränderten Sichtweise auf sich und einer positiven Ausstrahlung manchen angeblichen Schönheitsfehler wettmachen kann. Und sicher sind auch Sportangebote zielführend und hilfreich, durch die Mädchen ihren Körper als Quelle von Spaß und Leistungsfähigkeit erleben und wieder Zutrauen zu ihm gewinnen könnten (s. Schön, schlau, schlank und gesund – Ernährung und Sport in der Pubertät S. 89).

Fazit

Vielen Mädchen gelingt es in diesem jugendlichen Alter nur schwer, ein natürliches und akzeptierendes Verhältnis zu ihrem Körper zu entwickeln. Wenn aber das eigene Körperbild von einem Mädchen permanent diskrepant von dem gesellschaftlich erwünschten wahrgenommen wird, dann führt das zu tiefer Verunsicherung im eigenen Körper und über den Wert als Person. Trotz (oder wegen) aller Freiheiten, die Mädchen heute haben, ist die Bewältigung der Entwicklungsaufgaben also nicht leichter geworden, wenn die hinsichtlich der Fertilität symbolisch bedeutsame weibliche Körperausstattung in Medien und Werbung keine Unterstützung mehr findet. Die Auseinandersetzung mit dem eigenen weiblichen Körper ist aber ein sozialer Lern- und Entwicklungsprozess, auf den ein Mädchen ein Anrecht hat.

Mütter fragen – Mütter wissen

Meine Tochter steht stundenlang vor dem Spiegel und ist so unheimlich empfindlich, wenn mein Mann sie mal kritisiert.

Jeden Tag scheint sich der Körper zu verändern, der eigene vertraute Körper wird plötzlich fremd, und Mädchen müssen diesen veränderten Körper erstmal begreifen und akzeptieren lernen. Im Vergleich mit anderen Mädchen oder gar mit den virtuellen Vorbildern in den Medien mag sich Ihre Tochter dann vielleicht zu dick oder zu dünn vorkommen, die Brust erscheint zu klein oder zu groß, die Haarfarbe ist zu langweilig und der kleinste Pickel löst Panik aus.

Und wenn Ihre Tochter gerne möchte, dass ein bestimmter Junge auf sie aufmerksam wird oder sich gar in sie verliebt, beginnt sie sich jetzt zu schminken und zu schmücken. Das ist so, in diesen Wettbewerb tritt früher oder später auch Ihre Tochter ein.

Natürlich weiß sie noch nicht, wie viel und was für sie passend ist, was ihren Typ vorteilhaft zur Geltung bringt. Das muss sie erst für sich entdecken und das ist mit vielen Unsicherheiten verbunden. Und da ist dann vielleicht Übertreibung auch vorprogrammiert – der Rock ist wirklich sehr kurz, der Nagellack eigentlich zu schrill, die Taille zu frei. Und natürlich reagiert Ihre Tochter gereizt und beleidigt, wenn sie auf etwas angesprochen wird, dessen sie sich selber noch gar nicht so sicher ist, als dass sie es verteidigen könnte.

Was kann ich tun?

Bleiben Sie gelassen – seien Sie tolerant und niemals ironisch. Ironie ist keine Kommunikationsebene, auf die sich Ihre Tochter einlassen kann. Dann machen Sie eher schon mal Ihrem Herzen Luft, Ihre Meinung und vor allem die Begründung dafür ist Ihrer Tochter wichtig, dessen können Sie sicher sein, auch wenn Sie keine direkte Zustimmung ernten. Ihre Tochter sucht jetzt nach sich selber und braucht Ihre Hilfe.

Weiterführende Literatur

Flaake, K. / King, V. (Hrsg.) (2003): Weibliche Adoleszenz. Zur Sozialisation junger Frauen, Beltz Taschenbuch

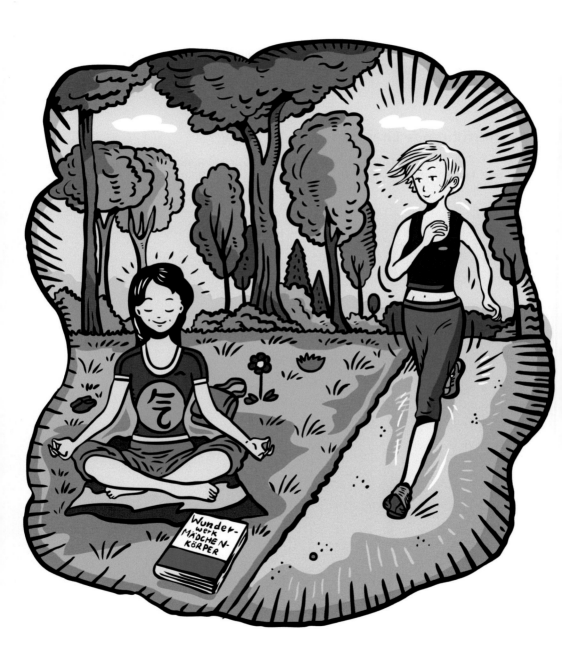

Wunderwerk Mädchenkörper

Der Körper ist die Basis der Identität als Frau. Es kommt also sehr darauf an, wie ein Mädchen diesen Körper kennenlernt und begreift. Ob der eigene Körper nur in Teilen wahrgenommen wird oder vertraut ist, als unzulänglich oder attraktiv erlebt wird, ist entscheidend dafür, welchen Weg ein Mädchen am Übergang zur erwachsenen Frau einschlägt und welche Position es in der Geschlechterbeziehung und in der Gesellschaft Gleichaltriger einnimmt. Junge Mädchen sollten also im Vorfeld sexueller Beziehungen die Chance erhalten, ein Stück Zutrauen und Stolz auf ihren Körper zu entwickeln. Denn nur wenn sie „ja" sagen können zu sich selber können sie auch „nein" sagen zu Dingen, die sie eigentlich nicht wollen.

Die äußeren Geschlechtsorgane verändern sich

Die äußeren weiblichen Geschlechtsorgane sind dem visuellen Zugriff entzogen, prinzipiell finden Mädchen daher schwerer zu ihrem Körper und zu ihrer weiblichen Sexualität als Jungen. Die äußeren männlichen Geschlechtsorgane lassen sich anschauen, und Jungen können sich z. B. beim gemeinsamen Duschen nach dem Sportunterricht durch Vergleichen Sicherheit verschaffen.

Ist es also schon schwer genug für Mädchen, sich ohne visuelle Kontaktmöglichkeit eine Vorstellung von den Geschlechtsorganen zu machen, richtet auch die Abwehrkraft der deutschen Sprache noch immer deutliche Barrieren auf gegen diese Organe und die potentielle Macht der weiblichen Sexualität. Die Gegend zwischen den Mädchenbeinen wird **Schamgegend** oder **Vulva** genannt. Die Vulva besteht aus den **äußeren Schamlippen**, den **inneren Schamlippen, den drei Öffnungen** von **Darmausgang, Scheide und Harnröhrenmündung und der Klitoris**. Begriffe wie Schamgegend und Schamlippen, auch Schamhaare sprechen für sich: Ein fester Deckel aus Scham wird einfach über dieser Gegend ausgebreitet, den zu überwinden man besser unterlässt.

Die wenigsten Mädchen haben jemals Gelegenheit, legitim und kompetent etwas über ihren Körper zu erfahren. Für die meisten Mädchen existiert unterhalb der Taille ein großer weißer Fleck. Mädchen haben viele Fragen zu den körperlichen Veränderungen, die sie an sich bemerken. Dahinter steht auch immer die Frage: „Ist das alles normal, was ich an mir beobachte?"

Viele Mädchen wissen tatsächlich nicht, dass die Vulva – also der äußere Teil der weiblichen Geschlechtsorgane – sich während der Pubertät stark verändert, dass außer den Schamhaaren auch die Schamlippen wachsen, oft sogar ziemlich stark, und dass sie ihre Farbe verändern. Auch viele junge Frauen haben noch die Vorstellung, dass eine Vulva blass, haarlos und hautfarben sein sollte. Da aber praktisch bei keiner jungen Frau die Vulva so aussieht, kann es nicht verwundern, wenn junge Mädchen unsicher sind, und der Verdacht, anders zu sein als andere, hinterlässt Unklarheit.

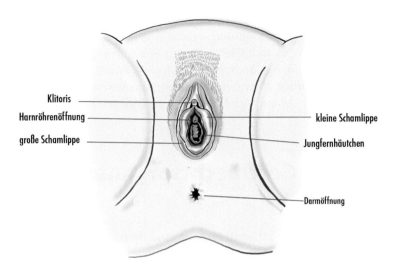

Das äußere weibliche Genitale

Die äußeren und inneren Schamlippen

Zudem gibt es eine sprachliche Verwirrung, wenn anstatt von inneren und äußeren Schamlippen von kleinen und großen Schamlippen gesprochen wird. Bei kleinen Mädchen bedecken die äußeren großen Schamlippen die inneren kleinen Schamlippen, die Vulva sieht im Kindesalter tatsächlich aus wie ein Brötchen oder wird auch mit einer geschlossenen Knospe verglichen. Mädchen entdecken dann in der Pubertät, dass die Schamlippen sich verändert haben, die Blütenblätter (= kleine Schamlippen) entfalten sich und die inneren Schamlippen können sehr wohl länger als die äußeren werden, sodass die Adjektive „groß" und „klein" nicht mehr passen. **Bei mehr als der Hälfte der Mädchen werden die inneren Schamlippen länger als die äußeren und schauen aus den äußeren Schamlippen heraus.**

Das führt zu großer Verwirrung bei Mädchen und es kann nicht verwundern, dass viele sich unsicher fühlen oder sogar so etwas wie Abneigung empfinden.

*Ich mache mir schon lange über etwas Gedanken. Und weil ich noch nicht zum Frauenarzt gehen möchte, hoffe ich das ihr mir helfen könnt! Ich habe schon Lange bemerkt, dass meine kleinen Schamlippen zu groß sind. Sie schauen aus den großen Schamlippen hervor. Ich mache mir große Gedanken darüber und weiß nicht, was ich tuen soll. Es sieht ziemlich ekelig aus. Was ist, wenn ich mit einem Jungen schlafen will und er ekelt sich davor? geht das wieder weg oder ist das immer so?

Bitte helft mir!*

Die äußeren Schamlippen bestehen aus einem Fettpolster, das von ganz normaler Haut überzogen ist. Sie schützen die empfindlichen inneren Schamlippen, den Scheidenvorhof und die Klitoris gegen Druck und Verletzung – sie fungieren praktisch wie ein Airbag. Wie auf der Haut auch sonst wachsen auf den äußeren Schamlippen Haare, die **Schamhaare**.

Die inneren Schamlippen sind im Gegensatz zu den äußeren Schamlippen dunkler, sie sind von einer zarten Haut bedeckt und mit vielen sensiblen Nerven ausgestattet. Entwicklungsphysiologisch entsprechen sie den Schwellkörpern des männlichen Gliedes, bei sexueller Erregung füllen sie sich daher mit Blut. Ihre empfindliche Oberfläche wird durch das Sekret von zwei kleinen, zwischen den inneren und den äußeren Schamlippen liegenden sog. Bartholini-Drüsen feucht gehalten.

Klitoris oder Kitzler

Wo sich die inneren Schamlippen vorne treffen, liegt die Klitoris oder der Kitzler. Entwicklungsphysiologisch entsteht im geschlechtlich noch indifferenten frühen Embryonalstadium aus dem sogenannten Geschlechtshöcker entweder die Klitoris oder bei Anwesenheit von Androgenen (männlichen Hormonen) die hochsensible Eichel des männlichen Gliedes. Die Klitoris entspricht also der Eichel, ebenso wie die kleinen Schamlippen bei der Frau den Schwellkörpern des Mannes entsprechen. Und wir wissen erst seit 1998, dass die Klitoris mitnichten nur aus der perlengroßen tastbaren Erhebung vorne in der Vulva besteht, sondern dass sie **mit 2–9 cm langen Schenkeln in der Tiefe beidseits der Harnröhre bis an die Vorderwand der Scheide** heranreichen kann.

Haben Sie mal in einer Frauenzeitung etwas von dem Mysterium des **sog. G-Punktes** gelesen, der irgendwo in der Vorderwand der Scheide liegen soll und dessen Berührung von manchen Frauen als den Orgasmus auslösend empfunden wird? Generationen von Forschern haben nach der Lokalisation des G-Punktes in der Scheide gesucht, aber warum konnte ihn bisher niemand anatomisch nachweisen? Richtig, der G-Punkt liegt gar nicht in der Scheide, sondern das sind die Enden der innen verlaufenden Schenkel der Klitoris, die bei manchen Frauen bis zur Vorderwand der Scheide reichen können und beim Sex indirekt mit berührt werden – so einfach ist das zu erklären.

Die Klitoris ähnelt also in vielerlei Hinsicht dem Penis. Doch während beim Mann Zeugung und Lustempfinden in einem einzigen Organ vereint sind, sind bei der Frau die Empfängnis über die Scheide und das Lustempfinden über die Klitoris getrennt lokalisiert. Die Klitoris dient also anders als ihr männliches Pendant als einziges menschliches Organ ausschließlich dem Lustempfinden und damit der Orgasmusfähigkeit der Frau. Könnte das der Grund sein, weshalb die Klitoris in unserer Kultur so lange Zeit weitgehend vernachlässigt wurde? Und ganz sicher ist es die Furcht vor der sexuellen Potenz der Frau und der Wunsch diese zu bannen, warum man die Klitoris in anderen Kulturen rituell entfernt.

Alle Menschen sind sexuelle Wesen von der Wickelkommode an, Kinder bringen alle Anlagen zu sexuellem Erleben im umfassenden und genitalen Sinne mit auf die Welt. Schon in der Grundschule gibt es ein „Mögen" zwischen Jungen und Mädchen und Gefühle der Verletzung, wenn dieses „Mögen" nicht erwidert wird. Und schon kleine Mädchen entdecken, dass es schöne Gefühle bereitet, wenn sie sich selber berühren oder auf der Sessellehne reitend die Klitoris stimulieren. Der wesentliche Unterschied zur Sexualität Erwachsener besteht darin, dass der **kindlichen Sexualität die Farbe des Begehrens fehlt.** Kindliche Sexualität besteht einzig aus Lust an der Entdeckung des eigenen Körpers und der Gegenden, die sich bei Berührung schön anfühlen.

Weiter nach hinten liegen in der Vulva die sehr kleine und selber fast nicht auffindbare Harnröhrenmündung und dahinter der sehr viel größere Scheideneingang mit dem Jungfernhäutchen (Hymen).

Das Hymen (Jungfernhäutchen)

Das Hymen ist ein den Scheideneingang umgebender elastischer Hautsaum, der durch die Einwirkung der weiblichen Sexualhormone im Laufe der Entwicklung Veränderungen erfährt. **Grundsätzlich hat jedes Hymen ein ganz individuelles Aussehen, aber immer hat es eine natürliche Öffnung.** Ein eventueller Verschluss der Scheide durch das Jungfernhäutchen ist eine Besonderheit, die ärztlich behoben werden muss, denn die natürlichen Absonderungen aus der Scheide müssen nach außen abfließen können.

Bei neugeborenen Mädchen ist das Jungfernhäutchen durch den Einfluss der mütterlichen Hormone weich und nachgiebig. Nach den ersten Lebenswochen hört der mütterliche Hormoneinfluss aufgrund der Abnabelung vom mütterlichen Blutkreislauf auf, das Hymen wird ziemlich dünn und straff, man spricht von der hormonellen Ruhephase im Kindesalter. Trotzdem ist es nicht wirklich empfindlich, selbst bei einer etwa notwendigen gynäkologischen Untersuchung würde es nicht einreißen.

In der frühen Pubertät verändert sich das Jungfernhäutchen durch die Östrogene, die jetzt im Eierstock produziert und ins Blut abgegeben werden. Es wird weich und nachgiebig und umschließt den Eingang der Scheide wie ein unterschiedlich geformter weicher und leicht dehnbarer Rollkragen.

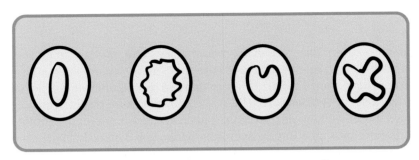

Unter dem Einfluss der Östrogene bekommt das Hymen eine deutliche Öffnung

4 von 5 Mädchen erleben daher den ersten Geschlechtsverkehr ohne Schmerzen und Blutungen, vorausgesetzt natürlich, dass beim Sex nicht rücksichtslos vorgegangen wird. Die verbreitete Erwartung, dass das Hymen beim ersten Geschlechtsverkehr unter Schmerzen und einer Blutung einreißt, gehört deshalb in das Reich der Mythen und beweist die Absurdität eines möglichen Keuschheitsnachweises. Auch Verletzungen des Hymens durch Sport, Sturz oder Selbstbefriedigung sind nie nachgewiesen worden.

Das Jungfernhäutchen ist unter dem Hormoneinfluss bis zum Zeitpunkt der ersten Menstruation so weit und dehnbar geworden, dass auch das Einführen eines Tampons keine Probleme machen sollte. In seltenen Fällen ist die natürliche Öffnung im Jungfernhäutchen ungewöhnlich gestaltet: sie kann etwa durch eine Hautbrücke zweigeteilt sein, oder im Hymen gibt es mehrere kleine Öffnungen.

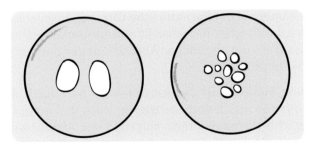

Hymenalöffnung mit Gewebebrücke oder mehreren kleineren Öffnungen

Ergeben sich also für ein Mädchen bei der Tamponbenutzung anhaltend Schwierigkeiten trotz korrekter Handhabung, dann sollte das ein Anlass für einen Besuch beim Frauenarzt sein, damit kleine Besonderheiten korrigiert werden können und dem Mädchen ein schmerzhafter erster Geschlechtsverkehr erspart bleibt.

Der Saum des Jungfernhäutchens kann sehr unterschiedlich ausgestaltet sein: Er kann Veränderungen aufweisen, deren Ursache man nicht sicher bestimmen kann, weil das Gewebe im Genitaltrakt eine extrem hohe Heilungstendenz aufweist. Selbst für Frauenärztinnen und Frauenärzte ist es deshalb meistens nicht möglich, einen in der Vergangenheit stattgefundenen Sexualverkehr anhand der Beschaffenheit des Hymens nachzuweisen oder auszuschließen. Das gilt für den sexuellen Missbrauch ebenso wie für den eventuell gewünschten Nachweis von Jungfräulichkeit in Familien aus dem muslimischen Kulturkreis. Ein Hymen ist bei jungen Mädchen immer vorhanden – mit oder ohne Sex. Damit erübrigt sich auch die Frage, ob man ein penetriertes Hymen „rekonstruieren" kann. Man kann die Öffnung im Hymen allenfalls auf eine eigentlich unnatürlich kleine Größe verengen und damit erreichen, dass das Eindringen des Penis zwangsläufig zu blutenden Verletzungen führen muss. Die Natur hat das aber so eigentlich nicht vorgesehen, sondern sie hat auch den jungen Mädchen prinzipiell einen nicht traumatisierenden ersten Geschlechtsverkehr zugedacht.

Die inneren Geschlechtsorgane verändern sich

Die inneren weiblichen Geschlechtsorgane liegen in der Tiefe des Beckens verborgen, sie lassen sich nicht anschauen oder anfassen, deshalb haben Mädchen meistens wenig konkrete Vorstellungen, wenn der beginnende Weißfluss und die 1. Regel die Aufmerksamkeit ins Körperinnere lenken.

Schade eigentlich, denn dieses Körperwissen ist unglaublich spannend:

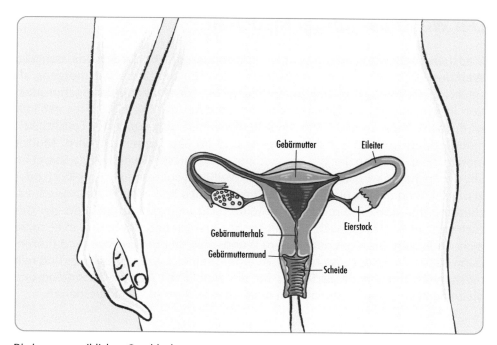

Die inneren weiblichen Geschlechtsorgane

Die Scheide (Vagina)

Die Scheide ist ein ca. 8–12 cm langer Muskelschlauch, dessen Wände aneinander liegen. Diese Wände sind gefaltet wie eine Ziehharmonika, es gibt also eine Hautreserve, wenn die Scheide z. B. bei einer Geburt sehr stark nachgeben muss. Die Scheide ist innen feucht, der größte Teil der Feuchtigkeit dringt aus dem Körperinneren durch die Scheidenwand. Aber auch die Zervixdrüsen der Gebärmutter produzieren ständig mal mehr und mal weniger Schleim. So wird die Reibung beim Geschlechtsverkehr verringert und damit auch das Verletzungsrisiko.

Darüber hinaus sind in der Scheide Milchsäurebakterien angesiedelt, die in den Vaginalzellen enthaltene Zuckermoleküle zu Milchsäure abbauen und so für ein saures Milieu in der Scheide sorgen. Auf diese Weise schützt sie sich und die Gebärmutter vor Krankheitserregern, die in diesem sauren Milieu nicht überleben können.

Die Scheide ist nur in ihrem äußeren Drittel mit sensiblen Nerven ausgestattet, die inneren zwei Drittel sind nahezu unempfindlich – jedes Mädchen weiß, dass der Tampon dann richtig sitzt, wenn man ihn gar nicht mehr spürt. Insofern ist eine eventuelle Sorge von Jungen bezüglich der Länge ihres Gliedes nur bedingt sinnvoll, wenn überhaupt wäre eher die Dicke des Gliedes von Bedeutung für das weibliche Lustempfinden.

Der Weißfluss junger Mädchen

Mädchen beobachten irgendwann eine Absonderung aus der Scheide, den sog. **Weißfluss**. Der Slip ist abends nicht mehr so trocken und sauber wie morgens, als sie ihn frisch gewaschen angezogen haben. Die zunehmende Östrogenproduktion in den Eierstöcken bewirkt, dass im Gebärmutterhals ein Sekret gebildet wird, das zusammen mit durch die Scheidenwände abgesonderter Feuchtigkeit hinunterläuft und am Scheideneingang und im Slip bemerkbar wird. Mütter merken beim Befüllen der Waschmaschine, wenn dieses eiweißhaltige Sekret im Slip der Tochter hart geworden ist. Dieser Weißfluss sollte weißlich, gelblich oder glasig sein und die Absonderung kann im Laufe des Zyklus durchaus mal schwächer und mal stärker sein. Weißfluss sollte nicht unangenehm riechen, der Geruch wird als yoghurtähnlich, also als leicht säuerlich beschrieben. Und er sollte nicht zu Jucken, Brennen oder einem Wundgefühl in der Schamgegend führen. Dann ist der Weißfluss ganz normal. Aufgrund seines sauren pH-Wertes und rein mechanisch fungiert er als Schutz für die weiblichen Geschlechtsorgane und bleibt auch im Erwachsenenalter in deutlich reduziertem Umfang erhalten.

Die Gebärmutter (Uterus)

Am Ende der Scheide befindet sich die Gebärmutter. Sie ist ein starker Hohl-
muskel, der bei jungen Mädchen die Größe und Form einer kleinen Birne hat, die
sozusagen auf dem Stiel steht. Der schlankere Teil der Gebärmutter zeigt also
nach unten und ragt mit dem Gebärmutterhals (Zervix) in die Scheide hinein. Die
Öffnung nennt man Muttermund (Portio). Jeden Monat bereitet sich die Gebärmutter darauf vor, dass sich ein evtl. befruchtetes Ei einnisten könnte und ein
neues Leben beginnen kann. Wird das Ei nicht befruchtet, dann wird die innere
Schleimhautschicht der Gebärmutter abgelöst und unter einer Blutung ausgespült = Menstruation.

Der Gebärmutterhals (Zervix) und der Muttermund (Portio)

Um die Gebärmutterhöhle innen keimfrei zu halten, ist der Gebärmutterhals
die meiste Zeit durch einen zähen Schleimpfropf verschlossen. Krankheits-
keime, aber auch die Samenzellen können dann nicht in die Gebärmutter aufsteigen und gehen im sauren Milieu der Scheide innerhalb von 3 Stunden zugrunde.

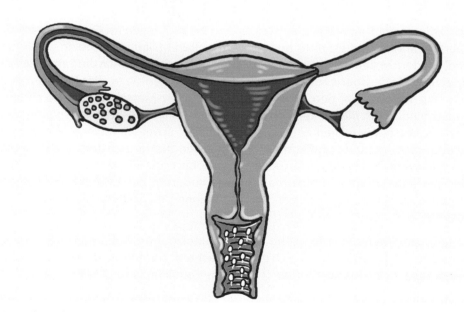

Querschnitt durch die inneren weiblichen Geschlechtsorgane mit verschlossenem Muttermund

Nur um den Eisprung herum, also irgendwann in der Mitte zwischen zwei Perioden, wird dieser zähe Schleimpfropf flüssig. Viele Mädchen und Frauen bemerken
das als eine **verstärkte dünnflüssige Schleimabsonderung aus der Scheide**. Der
Weißfluss wird dann klar, glasig und fadenziehend wie rohes Eiweiß.

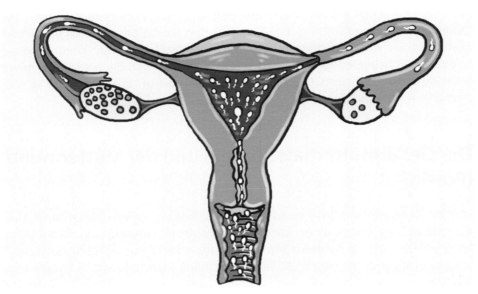

Querschnitt durch die inneren weiblichen Geschlechtsorgane zum Zeitpunkt des Eisprungs
(verflüssigter Scheimpfropf)

Nun können die Samenzellen aufsteigen und **bis zu 7 Tagen im Gebärmutterhals
überleben**. Hier sind sie nicht nur vor dem sauren Milieu der Scheide geschützt
sind, sondern **in den Vertiefungen der Zervixschleimhaut finden die Samenzellen
zusätzlich ideale Überlebensbedingungen**, hier können sie in aller Ruhe auf den
Eisprung warten. Für den bevorstehenden langen Marsch durch die Gebärmutter hindurch in die Eileiter, den sie mit 3 mm / Minute bewältigen, werden sie
hier mit der notwendigen Energie (Zucker, Salze, Eiweiße) versorgt. Außerdem
werden nicht gesunde **"fußkranke" Samenzellen hier aussortiert**, die ohnehin
nicht den weiten Weg durch die Gebärmutterhöhle in die Eileiter schaffen würden.
Und die anderen Samenzellen haben ungehinderten Zutritt durch die Gebärmutter hindurch zu den Eileitern, wo das Ei ihnen möglicherweise gerade ent-
gegenkommt.

Viele junge Frauen spüren, wenn der Schleimpfropf im Gebärmutterhalskanal
sich verflüssigt, und wenn sie sich gut beobachten, können sie **damit die fruchtbaren Tage im Zyklus bestimmen** (Natürliche Familienplanung NFP).

Nach dem Eisprung wird der Schleim im Gebärmutterhals wieder fester und
verschließt ihn dann aufs Neue – bis zum nächsten Eisprung.

Die Intaktheit und Funktionsfähigkeit der **Muskulatur des Gebärmutterhalses** spielt vor allem in der Schwangerschaft eine wichtige Rolle, wenn er dem großen Druck gegen Ende der Schwangerschaft nicht nachgibt und dadurch verhindert, dass es zu früh zur Geburt kommt (s. Den eigenen Körper schützen lernen STI S. 139).

Die Gebärmutterhöhle

Nach 2–3 cm geht der Gebärmutterhals in das Innere der Gebärmutter, die Gebärmutterhöhle, über.

Die Wand der Gebärmutter besteht aus zwei Schichten. Ganz innen liegt die stark durchblutete **Schleimhautschicht**, die Monat für Monat zur Vorbereitung für eine Schwangerschaft aufgebaut und wenn keine Befruchtung erfolgt ist, wieder abgebaut und unter einer Blutung ausgespült wird.

> **Gesprächstipp**
> Die Gebärmutterhöhle lässt sich gut mit einem kleinen Zuhause für ein Baby für neun Monate vergleichen. Innen wird für den „Mieter" jeden Monat alles neu tapeziert (oder ein Eibett frisch hergerichtet). Wenn kein „Mieter" einzieht (d. h. das Ei nicht befruchtet wurde), dann wird für den nächsten „Mieter" im nächsten Monat alles wieder neu vorbereitet.

Unter der Gebärmutterschleimhaut befindet sich eine kräftige Muskelschicht, die sich mehr oder weniger fest zusammenziehen kann, was als Menstruationsschmerzen im unteren Bauch oder auch im Rücken spürbar werden kann (s. Der weibliche Zyklus … Monat für Monat für Monat … S. 68).

> **Gesprächstipp**
> Es ist für Mädchen sehr hilfreich, wenn sie sich während der Menstruation genau vorstellen können, was da im Bauch gerade passiert. Es explodiert nichts und es geht nichts kaputt, sondern die Gebärmutter zieht sich etwas zu stark zusammen – sie meint es etwas zu gut und strengt sich etwas zu sehr an. Sie muss erst noch lernen, wieviel Kraft gut und notwendig ist, um das nicht genutzte Eibett samt Blut heraus zu transportieren. Aber die meisten Gebärmütter haben das bald herausgefunden. Mit dieser Vorstellung können Mädchen sich auch gut nach innen konzentrieren und der Gebärmutter gut zureden…

Die beiden Eileiter (Tuben)

Die Eileiter sind die etwa bleistiftdicken Verbindungskanäle, die rechts und links an der Gebärmutter ansetzen und sich mit dem anderen, oben offenen trichterförmigen Ende über den sich im Eierstock vorbuckelnden Follikel mit der sprungbereiten Eizelle stülpen. Sie dienen damit dem Transport des gesprungenen Eis vom Eierstock zur Gebärmutter. Dazu wird das Ei durch peristaltische Kontraktionswellen des Eileiters fortbewegt in Richtung Gebärmutter. Die Aufnahme des Eis erfolgt nicht nur passiv, sondern das mit der Flüssigkeit aus dem Follikel ausgeschwemmte Ei wird im Eileiter durch den Flimmerbesatz des Trichters sowie durch die Tubenperistaltik in Richtung Gebärmutter transportiert.

Die Eizelle lebt im Eileiter bis zu 24 Stunden, in denen sie jetzt durch eine männliche Samenzelle befruchtet werden kann. Die Samenzellen müssen also in kurzer Zeit von maximal 24 Stunden durch die dunkle Gebärmutterhöhle bis in den Eileiter aufsteigen.

Die wartende Eizelle hat hier allerdings nicht untätig herumgesessen. Sie hat einen **maiglöckchenartigen Duft** verströmt, um den Samenzellen den Weg zu weisen in den Eingang zum richtigen Eileiter. Wenn diese den Eingang nicht gefunden haben, dann löst sich die Eizelle nach spätestens 24 Stunden wieder auf.

Und das alles läuft im Hintergrund ab, während sich zwei Menschen in Liebe und Lust begegnen. Noch Fragen zum Wunderwerk Mädchenkörper?

Die beiden Eierstöcke (Ovarien)

In den beiden mandelförmigen Eierstöcken, die bei Mädchen oberhalb der Leistenbeugen im Bauch liegen und mit der Gebärmutter lose verbunden sind, sind alle Eizellen in einer winzigen und unreifen Form bereits bei der Geburt vorhanden. Man kann davon ausgehen, dass bei Mädchen zum Zeitpunkt der Geburt ca. 1.000.000 Eizellen vorhanden sind, die im Laufe des Lebens bis zur Menopause (= letzte Menstruation) aufgebraucht werden. Zum Zeitpunkt der Menarche (= 1. Regelblutung) sind noch ungefähr 300.000–400.000 Eizellen vorhanden. In der Pubertät beginnen jeden Monat viele Eizellen heranzureifen. Aber meistens reift nur eine einzige Eizelle so weit, dass der sie umgebende flüssigkeitsgefüllte Follikel platzt, das Ei herausspringt (= Eisprung) und vom offenen Trichter des dazugehörigen Eileiters aufgefangen wird. Sehr junge Mädchen spüren manchmal sogar diesen Eisprung als sog. **Mittelschmerz.**

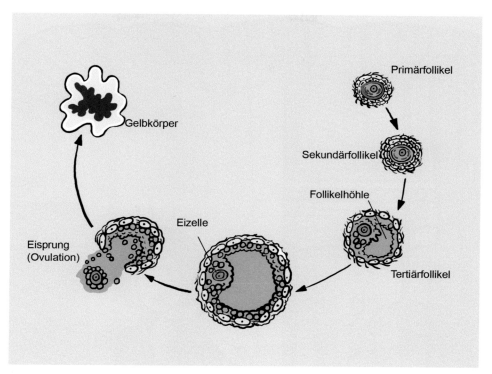

Die Follikelreifung

Gesprächstipp

In jedem der beiden Eierstöcke liegen ca. 400.000 klitzekleine Eier, die man mit bloßem Auge nicht sehen kann. 1, 2 oder 3 dieser Eier haben mal die Chance, zu einem Baby zu werden. Aber die Natur hat alles so üppig angelegt, damit das Leben immer weitergegeben wird und nicht etwa ausstirbt. Man hat also schon mal sehr viel Glück gehabt, weil man selber mal zu diesen wenigen auserwählten Eizellen gehört hat!

Weiterführende Literatur

Hoffbauer, G. (2005): Gerne Frau! Springer Verlag
Brochmann, N. / Støkken Dahl, E. (2018): Viva la Vagina. S. Fischer Verlag

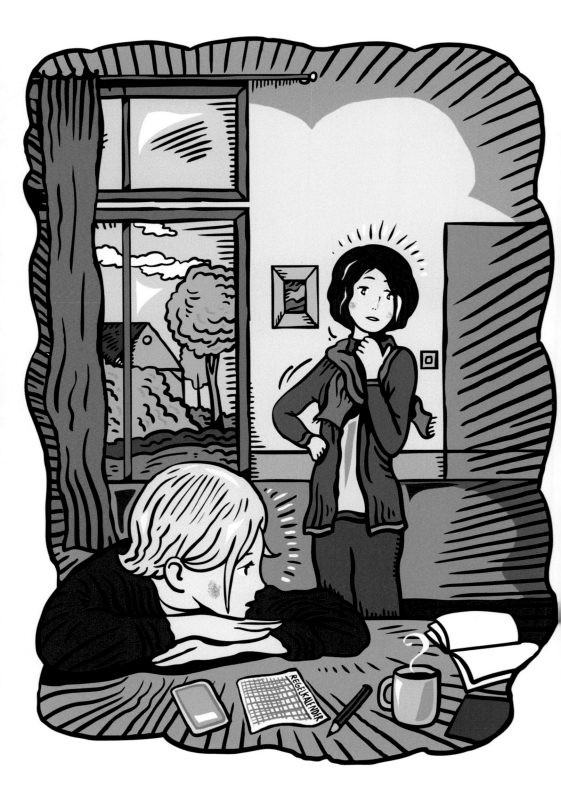

Der weibliche Zyklus –
Monat für Monat für Monat

Durchschnittlich bekommt eine Frau 40 Jahre ihres Lebens ihre Menstruation, während der sie ungefähr 5 Tage im Monat blutet. Das sind weit über 2000 Tage in einem Frauenleben – das alleine ist Grund genug, sich damit ausführlich auseinanderzusetzen.

Der weibliche Zyklus als Symbol für Erwachsenwerden, Kinder bekommen können und damit eine positive Bestimmung der definitiven Zugehörigkeit zum weiblichen Geschlecht ist nach wie vor ein bedeutsames körperliches, seelisches und soziales Ereignis im Leben eines Mädchens. Ein weiterer Grund, sich diesem Thema zu widmen.

Die weibliche Fruchtbarkeit setzt sich mit der Menstruation aber mit Äußerungen in Szene, die ohne kompetente Erklärungen bei Mädchen ambivalente Gefühle auslösen müssen. Wenn unumstritten ist, dass das tatsächliche körperliche und seelische Befinden vor und während der Menstruation von jedem Mädchen vor dem Hintergrund seines Wissens und seiner Einstellung wahrgenommen wird, dann kann es nicht verwundern, wenn viele Mädchen aus Mangel an Informationen diesen prinzipiell vitalen Vorgang ihres Körpers als Zumutung empfinden und über Verdrängen von ihrem Körper abspalten. Noch ein Grund, sich eingehend mit der Menstruation zu befassen.

Und letztlich ist alles auch noch unglaublich spannend.

Bedingungsebenen der Menstruationsperzeption

Dem Menstruationsgeschehen liegt ein durch Hormone und Gene vorgegebener hochkomplexer, naturwissenschaftlich logischer und prinzipiell faszinierender zyklischer Ablauf im weiblichen Körper zugrunde, durch den die Fortpflanzungsfähigkeit und die generative Potenz der Frau Monat für Monat wieder neu hergestellt wird.

Die breite Basis des zyklischen Geschehens wird also durch die **Biologie** (Hormone und Gene) bestimmt. Mit Beginn der Pubertät wird ein komplexer Feedback-Mechanismus zwischen den Hormonen aus dem Gehirn und aus den Eierstöcken etabliert, mit dem die zyklischen Abläufe im weiblichen Körper reguliert werden – ein in den ersten fertilen Jahren durchaus noch störanfälliges System.

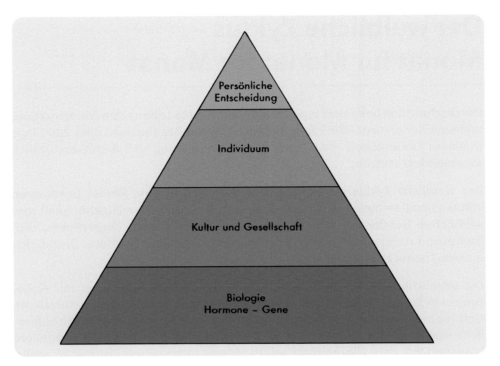

Bedingungsebenen der Menstruationsperzeption [7]

Dieser durch Hormone gesteuerte monatliche Zyklus läuft ab der Pubertät bei allen Mädchen weltweit so und nicht anders ab.

Die Perzeption des Geschehens unterliegt allerdings seit jeher den unterschiedlichsten soziokulturellen Interpretationen, die abhängig von der jeweiligen **Kultur und Gesellschaft** von spekulativen Vorstellungen und verhaltensreglementierenden Konsequenzen geprägt sind und die auch in unserer Gesellschaft heute noch anzutreffen sind (s. Das Tabu lebt S. 57).

Modifiziert wird dieser Prozess durch die jeweilige individuell erfahrene Aufklärung als auch durch eine individuelle Erlebensqualität von mehr oder minder starken körperlichen oder seelischen Beeinträchtigungen des jeweiligen **Individuums** während der Menstruation. (s. Aber wie erleben junge Mädchen in der Pubertät heute ihre Menstruation? S. 70).

Wenn aber unstrittig die wenigsten Mädchen das notwendige Hintergrundwissen haben und der gesellschaftliche Umgang mit der Menstruation immer noch tabuisiert ist, dann kann es nicht verwundern, wenn der **persönlichen Entscheidung** hinsichtlich des Umgangs mit den zyklischen Abläufen nur ein marginaler Spielraum bleibt.

Aber wir dürfen nicht ungeduldig sein, sondern wir sollten uns erinnern, wo wir hergekommen sind.

Historie der Menstruationsperzeption

Nur den wenigsten Mädchen und Frauen wird bewusst sein, dass es noch keine 100 Jahre her ist, dass die exakten Zusammenhänge zwischen Eisprung und Menstruation erkannt wurden: **Erst seit 1921 wissen wir, dass Frauen deshalb menstruieren, weil die Gebärmutterschleimhaut im vierwöchentlichen Rhythmus auf- und wieder abgebaut wird. Und erst 1931 wurde die hormonelle Steuerung des weiblichen Zyklus über die hypophysär-ovarielle Achse entdeckt.** Bis dahin hatten unerklärliche Phänomene unerklärliche Wirkungen und irrationale Verhaltensreglementierungen zur Konsequenz. Die Frau befand sich während der Menstruation jahrhundertelang in einer sozialen und hygienischen Ausnahmesituation, die durch Unreinheit oder Sündhaftigkeit, ja sogar durch „periodisches Irresein" definiert war. Das hatte Verhaltensreglementierungen im Gefolge, die oft mit sozialer Isolation einhergingen.

So heißt es im 3. Buch Mose: „Wenn ein Weib ihres Leibes Blutfluss hat, die soll sieben Tage beiseite getan werden; wer sie anrührt, der wird unrein sein bis auf den Abend. Und alles, worauf sie liegt, solange sie ihre Zeit hat, wird unrein sein und worauf sie sitzt, wird unrein sein. Und wer ihr Lager anrührt, der soll seine Kleider waschen und sich mit Wasser baden, und unrein sein bis auf den Abend (...). Und wenn ein Mann bei ihr liegt, und es kommt sie ihre Zeit an bei ihm, der wird sieben Tage unrein sein, und das Lager, darauf er gelegen ist, wird unrein sein (...). Wird sie aber rein von ihrem Fluss, so soll sie sieben Tage zählen, danach soll sie rein sein. Und am achten Tag soll sie zwo Turteltauben und zwo junge Tauben nehmen und zum Priester bringen. Und der Priester soll aus einer machen ein Sündopfer, aus der anderen ein Brandopfer, und sie versöhnen vor dem Herrn über den Fluss ihrer Unreinheit".

Wie hinter vielen Hygieneregeln im Alten Testament könnte man auch hier ein darüber hinausgehendes Erfahrungswissen ausmachen: Wenn eine junge Frau ca. fünf Tage menstruiert, noch eine weitere Woche „unrein" ist und isoliert wird und danach zwei Tage lang von Priestern über Opfer von ihrer Unreinheit geheilt wird, dann befindet sie sich exakt um den Termin des nächsten Eisprungs und der höchsten Empfängnisfähigkeit, wenn sie wieder zu ihrem Mann zurückkehrt – eine **perfekte Geburtenplanung** in Gesellschaften, für die Kinderreichtum wichtig war.

Hildegard von Bingen (1098–1179) brachte die Menstruation in Zusammenhang mit dem Sündenfall, Eva habe demnach im Paradiese noch nicht menstruiert. Die Menstruation wurde also nach der Vertreibung aus dem Paradies zur Folge von Schuld.

Der Arzt und Philosoph **Paracelsus** (1493–1541) war überzeugt davon, dass es „kein Gift gäbe, das schädlicher ist als das Menstruum".

Überreste von mittelalterlichen Badeanlagen, den sog. **Mikwa**, die Juden in der Nähe ihrer Synagogen unterhielten und in denen ganz spezielle und über Tage andauernde Reinigungsriten für Frauen nach der Menstruation zelebriert wurden, lassen sich heute noch u. a. in Friedberg / Hessen, Worms und Speyer besichtigen.

Noch 1920 wurde von dem **Wiener Professor Schick** das sog. Menotoxin entdeckt, ein Menstrualgift, das angeblich menstruierende Frauen mit dem Schweiß ausscheiden: er hatte beobachtet, dass die Rosen, die seine Haushälterin in einer Vase einstellte, am nächsten Morgen verwelkt waren. Auf Nachfrage antwortete die Haushälterin, dass ... sie gerade in der Zeit der Menstruation stehe ... . Jetzt war klar, warum Spiegel in der Anwesenheit von menstruierenden Frauen blind werden und der Hefeteig am Aufgehen gehindert wird. Die wissenschaftliche Debatte darüber wird bis in die 50er Jahre geführt, erst 1958 gelingt der wissenschaftliche Nachweis, dass es kein Menstrualgift gibt.

Und ich selber kann mich aus meiner Jugend noch sehr genau erinnern, dass man die schmale obere Seite einer Camelia-Packung an einer Perforation abtrennen konnte. Damit ging man dann in die Apotheke, nicht ohne vorher durch einen Blick ins Schaufenster weibliches Bedienungspersonal abzupassen, und schob diesen Abriss aus Pappe über den Tresen. Darauf stand: „Bitte reichen Sie mir diskret und unauffällig eine neue Packung Camelia". Die Verkäuferin griff unter den Ladentisch und holte eine bereits verpackte Camelia-Packung, die an ihrem Format für Umstehende natürlich unschwer als solche auszumachen war, und man verschwand mit dem Unaussprechlichen. Und das war nicht im Mittelalter!

Blut ist eben ein besonderer Saft: Blutstropfen sind handlungsweisend in Märchen („ruckediku, Blut ist im Schuh"), Blut verrät den Mörder, Blut bannt, Blut verzaubert, und im Blut ist der Sitz der Seele. Blut heilt Warzen und Wunden, mit Blut werden Geister vertrieben und an den Türpfosten gestrichenes Blut wehrt den Todesengel ab. Mit Blut wird der Pakt mit dem Teufel oder die Blutsbrüderschaft besiegelt. Durch Christi Blut als Blutopfer wird der Bund Gottes mit den Menschen erneuert. Selbst in den Harry-Potter-Romanen ist in vielen Zaubertränken oder Elixieren Tierblut eine wichtige Zutat.

Beim Menstruationsblut handelt es sich zudem um ein Blut, das nur Frauen besitzen. Die Menstruation ist die einzige Blutung, die nicht von einer Verletzung oder Krankheit herrührt. **Die Erfahrung, dass Bluten ein Zeichen für Gesundheit ist, können nur Frauen machen.** Als Symbol für immer neu mögliches Leben verdichtet sich in der Menstruation die Macht der Frau, das Leben weiterzugeben, zu etwas Kreatürlichem, Spirituellem, Archaischem und Männern Fremdem, was in deren tieferen Bewusstseinsschichten über Jahrhunderte verunsichernd gewirkt hat. Es gibt da eine ambivalente Wahrnehmung von Fruchtbarkeit und Mutterschaft einerseits und der sexuellen Potenz von Frauen andererseits, die den Mann mit Bewunderung, aber auch mit Neid erfüllt, die er begehrt, aber auch fürchtet, weil sie ihn angewiesen und abhängig macht.

Simone de Beauvoir macht in ihrem Standardwerk „Das andere Geschlecht" auf den Zusammenhang von Menstruationsperzeption und der Stellung der Frau in einer Gesellschaft aufmerksam: Hier der Penis mit seinem herausragenden Wert im gesellschaftlichen Kontext, dort die Menstruation als ein Fluch und als Symbol für die Minderwertigkeit der Frau.

Und beim Abfassen dieses Textes konnte ich mich des Gedankens nicht erwehren, wie wohl das Phänomen Menstruation über die Jahrhunderte verhandelt worden wäre, wenn es dabei um männliche generative Potenz gegangen wäre.

Weiterführende Literatur

Hering, S. / Maierhof, G. (2002): Die unpässliche Frau. Sozialgeschichte der Menstruation und Hygiene. Mabuse-Verlag

Das Tabu lebt

Abhängig von der Sicht der jeweiligen Epoche auf das Zyklusgeschehen der Frau wurde diese also während der Periode als unrein, gefährlich, kränkelnd, labil, unzurechnungsfähig oder hysterisch erachtet. Und jede Generation von Mädchen hatte sich aufs Neue mit diesem Tabu in irgendeiner Form zu arrangieren. Und auch heute noch ist das tradierte Gebot der Isolation und des Versteckens nicht wirklich aufgehoben. Auch heute noch hat jedes Mädchen es verinnerlicht und befolgt es sorgsam.

Oder um den Berliner Sexualmediziner Professor Beier zu zitieren „Mädchen und Jungen müssen, wenn sie ein sicheres Gefühl als Mann oder als Frau bekommen wollen, ihre biologischen Funktionen integriert haben. Sie können sie nicht abkoppeln. Da findet sich aber schon in der Pubertät ein erster großer Unterschied. Beim Jungen ist ein Ausdruck der körperlichen Sexualreife das meist positiv besetzte Orgasmuserleben, bei Mädchen hingegen das eher negativ besetzte Menstruationserleben."

Die Menstruation ist nach wie vor und bis in unsere Tage hinein ein schwer zu entzifferndes körperliches, seelisches und soziales Ereignis für alle Mädchen und jungen Frauen und eines der letzten Tabus in unserer enttabuisierten Gesellschaft – **ein wirklich informierter, werthaltender und selbstbewusster Zugang zur Menstruation wird vielen jungen Mädchen auch heute noch immer vorenthalten.**

Dazu eine Begebenheit aus meinem Schulalltag:

Ich stehe mit einer Gruppe 13-jähriger Mädchen morgens vor dem noch verschlossenen Klassenzimmer und warte auf die Lehrerin mit dem Schlüssel. Da kommt ein Mädchen auf mich zu und lässt mich wissen, dass sie schon von der Parallelklasse gehört habe, worüber ich gleich reden würde. Auf meine Nachfrage, was man ihr denn gesagt habe, antwortet sie: „Na, über so Versautes halt". Ich schaue verdutzt, frage nochmal nach und sie antwortet: „Na, über die Regel und so...". Die Menstruation als ein elementarer und vitaler Vorgang im weiblichen Körper also gesellschaftlich immer noch gemieden?

Junge Frauen wollen aber heute ihr Weiblichsein nicht länger verstecken müssen, um als emanzipiert zu gelten, viele sind gerne selbstbewusst durch und durch weiblich – gäbe es da nicht die Menstruation.

Im Rahmen eines Lehrauftrages im Fach Psychologie biete ich an einer Universität das Seminar „Die weibliche Adoleszenz aus medizinischer und psychologischer Sicht" an. Ein wichtiges Kapitel ist benannt: „Die Menstruation – Geschenk oder Zumutung." Noch in keinem Semester habe ich diesen Titel verlesen, ohne dass einige Studentinnen das Wort „Geschenk" verhöhnend, protestierend, ironisierend oder mit skeptischem Unterton laut wiederholten: „Geschenk?!" Und noch in jedem Semester ist das Thema „Menstruation" das am häufigsten gewählte Thema für eine Hausarbeit, weil sich für junge Frauen von diesem Kristallisationspunkt aus erschließt, in welchen Maße sie bis zu diesem Seminar Anflügen von Selbstbetroffenheit, subjektiven Beschwerden, Verhaltenseinschränkungen, sozialem Rückzug, sexuellem Attraktivitätsverlust und Gefühlen von Unreinheit ausgeliefert waren. Und das Monat für Monat, schon viele Jahre lang.

Dazu die Studentin M. K.:

„Anfangs war ich mir gar nicht bewusst, wie vielschichtig das Thema überhaupt ist. Wir akzeptieren die Regel einfach irgendwie, finden es zu manchen Zeiten unpassend, dass es gerade jetzt passiert, aber machen uns über die eigentliche Bedeutung und deren Besonderheit gar keine Gedanken. Doch wie sollen wir die Regel akzeptieren, wenn der Zyklus in seiner Bedeutung irgendwie nicht klar ist, dass wir so – und nur wir – die Fähigkeit haben, Leben zu schenken. Tief im Inneren und besonders während der Periode wissen aber die meisten Frauen, dass es eine Bedeutung gibt. Natürlich hatte ich Sexualkunde in der Schule, kannte einige Ausdrücke, wusste so ungefähr, was passiert, wenn ich meine Menstruation habe, aber ich wusste nicht wirklich, wie alles angelegt ist, und über den genauen Ablauf wusste ich nicht Bescheid. Und dass das nicht nur mir so ging, merkte ich an dem großen Interesse meiner Kommilitoninnen. Auch der Punkt Menstruationsbeschwerden war sehr interessant zu bearbeiten, vor allem, weil auch ich jeden Monat starke Unterleibsschmerzen habe, ohne dass mir bekannt war, was da eigentlich abläuft. Und dass auffallen könnte, dass ich meine Menstruation habe, quasi als menstruierend enttarnt zu werden, das war das Furchtbarste, was mir passieren konnte. Eigentlich ist das traurig, aber ich denke, dass es der Mehrzahl der Frauen so geht."

Die Persistenz kultureller Normen bezüglich der Menstruation ist nach wie vor evident, das Tabu lebt! Und in der Bevölkerung erweist sich dieses Tabu als zäh. Offiziell können wir über die Menstruation reden, jedenfalls allgemein, vielleicht nicht öffentlich. Alle glauben, sie sei natürlich, jedenfalls angeblich. Und niemand hält das Blut mehr für schmutzig, jedenfalls nicht wirklich. Und ich weiß sehr gut, dass viele Mädchen auch heute noch nur wieder im Rahmen dieses Tabus aufgeklärt sind.

Die Auseinandersetzung mit der Menstruation ist aber ein sozialer Lern- und Entwicklungsprozess, auf den ein Mädchen ein Anrecht hat – eine zutiefst weibliche Botschaft, die Mädchen gerne hören.

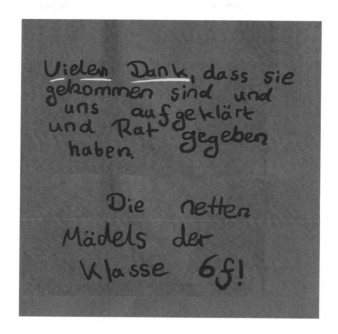

Menarche =
Die 1. Regel – 1. Menstruation – 1. Periode – 1. Blutung

Um später ein Kind bekommen zu können, muss sich der kindliche Mädchenkörper verändern, d. h. die Natur schafft erstmal die Voraussetzungen, bevor sie die 1. Regel etabliert. **Mädchen wachsen** deshalb deutlich eher als die gleichaltrigen Jungen, bei denen der 1. Samenerguss oft schon vor dem Wachstumsschub eintritt. Die 1. Regel erfolgt immer erst auf dem absteigenden Schenkel der Wachstumskurve, oder anders ausgedrückt: Mädchen, die ihre Regel bekommen, haben auch ihre definitive Körpergröße fast erreicht.

Mädchen- und Jungenpubertät fängt also zwar in etwa zum gleichen Zeitpunkt an, nur ist sie beim Mädchen durch die körperlichen Veränderungen sichtbarer.

Mädchen benötigen für die Menarche einen Körperfettanteil von ca. 17 %, das ist ungefähr bei einem Körpergewicht von ca. 40–45 Kg der Fall. Deswegen haben adipöse Mädchen eine deutlich frühere Menarche, während stark untergewichtige Mädchen oder oft auch junge Leistungssportlerinnen durchschnittlich sehr viel später das 1. Mal menstruieren. In einer Gruppe von Mädchen sind also immer diejenigen, die schon deutlich gewachsen und weiblich entwickelt sind, diejenigen, die auch als erste ihre Regel bekommen. Und Monate zuvor hatte sich die 1. Menstruation aber bereits angekündigt durch einen glasig-weißlichen Ausfluss, den sog. **Weißfluss junger Mädchen**.

Bei der Regel werden über ca. 5 Tage ungefähr **60 ml Blut** aus der Gebärmutter ausgeschieden – das ist ungefähr eine halbe Kaffeetasse voll. Das Regelblut ist **ganz normales, sauberes Blut**, vermengt mit wenigen gallertartigen Klümpchen, die oben auf der Binde liegen bleiben. Dabei handelt es sich nicht um Blutgerinnsel, wie Mädchen häufig meinen, denn das einzig Besondere am Regelblut ist, dass es sinnvollerweise (!) **ungerinnbar** ist. Bei diesen blutdurchtränkten Klümpchen handelt es sich um kleine Gewebestückchen der in diesem Monat nicht mehr benötigten und abgelösten Gebärmutterschleimhaut.

Hartnäckig hält sich der Verdacht, dass es sich beim Regelblut um altes, verbrauchtes, dreckiges Blut handele. Das hat seine Ursache sicher auch darin, dass das Regelblut bei Bindenbenutzerinnen nach einigen Stunden tatsächlich **sehr unangenehm riecht,** was junge Mädchen sehr irritiert. Frisches Blut ist aber rohes Eiweiß, das sich im feucht-warmen Milieu der Schamgegend bei Kontakt mit Sauerstoff zersetzt und dann unangenehm riecht. Ein vollgesogener Tampon riecht nicht nach Menstruation, sondern nicht wirklich unangenehm nach Blut, weil er in der Scheide verbleibt und dort keinen Kontakt mit der Luft hat. Wenn die Tochter lieber noch Binden benutzen möchte und keine Tampons, dann sollte sie die Binde deshalb öfter wechseln.

Als 1. Tag des Zyklus gilt immer der 1. Blutungstag, dazu werden 28 Tage dazugezählt, wenn Mädchen sich ausrechnen möchten, wann sie mit dem Beginn der nächsten Regel rechnen müssen. Die 2. Zyklushälfte dauert immer stabil 14 Tage, d. h. immer 14 Tage nach dem Eisprung kommt die Regel. Aber die 1. Zyklushälfte kann variieren, kürzer oder länger als 14 Tage dauern. Deshalb kann die Regel auch früher oder später als nach 28 Tagen wiederkommen. In den ersten Jahren nach der Menarche ist es normal, wenn Mädchen noch keinen verlässlichen Regelrhythmus haben.

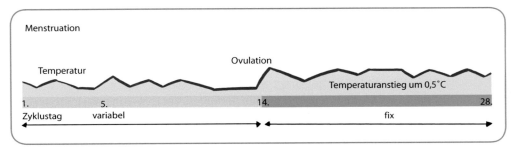

Der Regelrhythmus

Wenn die Regel zwischen 21 und 35 Tagen wiederkommt, dann spricht man von einer regelmäßigen Regel.

Wenn die Regel bei jungen Mädchen in den ersten beiden Jahren nach der Menarche mal länger ausbleibt (s. Sekundäre Amenorrhoe S. 66), dann lässt sich das Ei länger Zeit mit der Reifung. Und wenn die Regel mal schon nach 3 Wochen wieder kommt, dann hat das Ei sich mit der Reifung sehr beeilt – und manchmal sind in der Pubertät auch Regelblutungen ohne vorhergehenden Eisprung möglich.

Es ist sinnvoll, einen **Regelkalender** zu führen, damit man den Überblick über das Zyklusgeschehen behält.

Bei vielen Mädchen blutet es in den ersten beiden Tagen etwas stärker, dann wird die Blutung von Tag zu Tag schwächer. Bei anderen Mädchen beginnt die Blutung zunächst langsam, steigert sich dann etwas und lässt dann wieder langsam nach. Und wieder andere erleben es mal so und mal so – vor allem in den ersten Jahren muss der Zyklus auch hinsichtlich der Blutungsstärke erstmal seinen Rhythmus und seine Balance finden.

Mütter fragen – Mütter wissen

In welchem Alter bekommen Mädchen heute eigentlich die erste Regel?

Mädchen sind heute in Durchschnitt 12,8 Jahre, wenn sie zum ersten Mal die Tage bekommen. Aber es gibt auch Mädchen, die sich sehr früh entwickeln und schon mit 9 Jahren zum ersten Mal menstruieren, andere lassen sich viel Zeit und sind fast schon 16 Jahre alt bei der ersten Regel. Das ist in den Erbanlagen festgelegt, das lässt sich weder beschleunigen noch aufhalten.

Wenn ein Mädchen aber bis zu seinem 16. Geburtstag noch keine Periode hat, dann empfiehlt es sich, die Frauenärztin / den Frauenarzt zu konsultieren. Dahinter muss sich nichts Schlimmes verbergen, aber das sollte einfach mal abgeklärt werden.

Und was kann ich tun, wenn meine Tochter ungeduldig ist, weil die anderen schon die Regel haben?

Erklären Sie Ihrer Tochter, dass jede Jugendliche in der Pubertät ihr ganz persönliches Entwicklungstempo hat und dass alle Mädchen später gleichermaßen vollwertige Frauen werden und gleichermaßen ein Kind bekommen können. Waren Sie selber vielleicht früher auch eher ein Spätentwickler?

Und was kann ich tun, wenn meine Tochter mit Ihrem Schicksal hadert und die Regel lieber gar nicht hätte?

Dann erklären Sie ihr, dass sich hinter der Regel ein Wunderwerk von vielen ineinander greifenden Abläufen im weiblichen Körper verbirgt und dass sie allen Anlass hat, stolz darauf zu sein, dass ihr Körper das alles jetzt geschafft hat.

*Oder würde sich Ihre Tochter vielleicht freuen wenn Sie ihr zur ersten Regel **etwas Schönes schenken** würden, was sie sich vielleicht schon lange gewünscht hat: den eigentlich etwas zu teuren blauen Pulli oder einen gemeinsamen Besuch in einer Eisdiele – nur Sie und Ihre Tochter?*

Kann man vorhersagen, wann etwa ein Mädchen zum ersten Mal die Regel bekommen wird?

Auf jeden Fall geht der ersten Regel immer die körperliche Entwicklung voraus: Mädchen wachsen, die Körpergröße zum Zeitpunkt der ersten Regel wird auch in etwa die endgültige Körpergröße bleiben. Mädchen bekommen eine Taille, weil das Becken etwas breiter wird, die Brustentwicklung setzt ein. Die Natur schafft also erstmal alle Voraussetzungen, damit ein Mädchen körperlich dazu in der Lage ist, ein Kind bekommen zu können, bevor dann die erste Regel eintritt. Ca. 2 Jahre nach dem Beginn der Brustentwicklung wird die erste Regel kommen, auf jeden Fall bemerken Mädchen vorher die Absonderung von sog. Weißfluss. Ca. 1–1½ Jahre nach Einsetzen des Weißflusses bekommt ein Mädchen dann die Regel.

Und kann ich etwas tun?

Erklären Sie Ihrer Tochter, dass der Weißfluss überhaupt nichts Ekliges ist, sondern eine ganz saubere Absonderung aus der Scheide zum Schutz des Unterleibs. Und dass der Weißfluss ein Zeichen dafür ist, dass jetzt alles so weit entwickelt ist, dass bald die erste Regel kommen wird.

Und geben Sie Ihrer Tochter luftdurchlässige Slipeinlagen (ohne Plastikfolie), das gibt ihr ein Gefühl der Situationskontrolle zurück.

Liegen starke Regelschmerzen wohl in der Familie?

Es ist bekannt, dass Mutter und Tochter sehr häufig das gleiche Beschwerdebild während der Regel haben. Aber in dem Sinne erblich sind Regelschmerzen nicht. Die meisten jungen Mädchen haben in den ersten 1–2 Jahren auch keine oder kaum Bauchschmerzen. Danach kommen aber für fast alle Mädchen einige Jahre, in denen sie zu stärkeren oder gar starken Regelschmerzen neigen. Das ist immer dann der Fall, wenn die Zyklen vollwertig werden, d. h. wenn der Regel ein Eisprung vorausgeht. Regelschmerzen sind damit also eigentlich kein Zeichen für eine Krankheit, sondern dafür, dass der Körper Ihrer Tochter prinzipiell gesund und vor allem ganz weiblich funktioniert.

Trotzdem kann das sehr weh tun, und vor allem darf es keinen wirklichen Krankheitswert besitzen: Unerträglich starke Regelschmerzen und ungewöhnlich lange oder starke Menstruationen sollten immer ein Anlass sein, den Frauenarzt / die Frauenärztin dazu zu befragen.

Und was kann ich tun?

Denken Sie daran, dass Sie für Ihre Tochter das wichtigste weibliche Vorbild sind. An Ihnen orientiert sich Ihre Tochter, und sie wird Sie auch kopieren im Umgang mit evtl. Regelbeschwerden. Leben Sie Ihrer Tochter vor, dass man sich auch während der Regel prinzipiell fit fühlen kann, aber auch, dass man es nicht muss – so wie im richtigen Leben auch.

Empfehlenswerte Literatur für Mädchen

Raith-Paula, E. (2017): Was ist los in meinem Körper? Zyklus, Tage, Fruchtbarkeit (Weltbild-Verlag)

Der Regelblues oder das Prämenstruelle Syndrom (PMS)

Der Regelblues oder das PMS ist ein medizinischer Sammelbegriff für allerlei körperliche und seelische Beschwerden, die in der 2. Zyklushälfte, also den Tagen zwischen dem Eisprung und dem Einsetzen der Menstruation (daher prämenstruell) auftauchen können. **PMS ist eine ganz spezifisch weibliche Erlebensform – allerdings keine zwingende,** und viele Mädchen kennen das.

Es gibt Phasen im Zyklus, da bersten Frauen vor Tatendrang, sind kreativ, zupackend und mutig. Das ist meistens in der 1. Zyklushälfte der Fall, mittzyklisch sind Mädchen und Frauen am leistungsfähigsten. Dabei spielen allerdings auch die männlichen Hormone, die Androgene aus der Nebenniere, eine nicht unerhebliche Rolle. Und dann gibt es in der 2. Zyklushälfte wieder Phasen, in denen Mädchen und junge Frauen sich in der Lebensqualität irgendwie beeinträchtigt fühlen.

Die Liste der psychischen Symptome ist lang: Stimmungsschwankungen wie Reizbarkeit, Abgeschlagenheit, Rückzugswünsche, Minderwertigkeitsgefühle, Nervosität, ein gesteigertes oder vermindertes Bedürfnis nach Körperkontakten,

Heißhunger, Ordnungsfimmel. **Aber auch mit dem Körper ist irgendetwas los**: Gewichtszunahme durch Wassereinlagerung, Völlegefühl (der Jeansbund beengt), Migräne, Verdauungsbeschwerden, Fettwerden der Haare, Hautprobleme und Empfindlichkeit der Brust.

Mit Einsetzen der Menstruation ist dann normalerweise alles wieder im Lot. Diese Schwankungen in der Befindlichkeit sind lästig, sie sind aber für die meisten Frauen auch erträglich. Und sie sind schon gar nicht dazu angetan, Mädchen zu unterstellen, sie seien zickig. Sie mögen nicht jeden Tag gleich gut drauf sein, aber deshalb sind sie unbedingt zurechnungsfähig, man könnte auch sagen, Mädchen sind nie langweilig und in dieser Unterschiedlichkeit sogar irgendwie auch interessant.

Auch daraus den Schluss ziehen zu wollen, dass Frauen wegen des PMS nicht mehr menstruieren möchten, greift üblicherweise zu kurz. Denn aus allen Umfrageergebnissen wird deutlich, dass die meisten Frauen der Menstruation trotz allem sehr wohl etwas Identitätsstiftendes zuschreiben: Die Menstruation als Zeichen lebendiger weiblicher Körperlichkeit und generativer Potenz, Symbol für Wert und Unversehrtheit.

Die Menstruation ist eben beides – sie ist ein Geschenk und sie ist manchmal auch eine Zumutung. Und Mädchen richten sich immer wieder in dieser Ambivalenz ein.

Geschenk:	Zumutung:
— Frau werden: definitive Zugehörigkeit zum weiblichen Geschlecht	— Verlust von Sauberkeit, Kontrolle und Bewegungsfreiheit
— Gefühl von Wert und Unversehrtheit	— Gefühl der körperlichen und seelischen Einschränkung
— Generative Potenz	— Sexueller Attraktivitätsverlust
— Symbol weiblicher Gesundheit und Fruchtbarkeit	— Schmerzen, Verstimmung
— Natürlichkeit	— „es geht etwas verloren"

Fragt man nach der **Ursache für das PMS**, dann stellt man sehr schnell fest, dass es dafür keine belastbaren Erklärungen gibt. Wahrscheinlich handelt es sich um ein multifaktorielles und sehr individuelles Geschehen.

Vorstellbar ist, dass der **Abfall der Hormone Östrogen und Progesteron in der 2. Zyklushälfte** von vielen Frauen unbewusst mit den beschriebenen Symptomen wahrgenommen wird, ebenso wie deren erneuter Anstieg in der 1. Zyklushälfte

Frauen wieder mit ihren Hormonen überschwemmt und verwöhnt. Im Verdacht steht aber auch **eine von der Mutter auf die Tochter überkommene negative Einstellung zur Menstruation** (*„Meine Mama hat zu mir gesagt ‚Ach du Schreck, jetzt sitzt du auch mit dem Mist dran!'"*). Es könnte also eine negative in der weiblichen Linie tradierte Konditionierung geben, durch die psychosomatische Krankheiten gebahnt werden: Verkrampfung im Kopf als Ursache für Verkrampfung im Bauch. Und in der Tat gibt es das Phänomen, dass Mutter und Tochter das exakt gleiche Beschwerdebild haben. Immer wieder ist mir jedenfalls in Gesprächen über die Menstruation mit Mädchen in der Schule aufgefallen, dass die Zahl der Mädchen, die ausgesprochen negative Assoziationen mit der Regel äußern, größer war als die Zahl der Mädchen, die tatsächlich schon menstruierten. Vielleicht ist es dann auch an dem, dass die hormonelle Imbalance der 2. Zyklushälfte insbesondere bei den Mädchen Verstärkerwirkung hat, die nie die Gelegenheit hatten, ein weibliches Selbstwertgefühl auch über das Thema Menstruation zu entwickeln.

Es könnte sich bei den Frauen, die über starke prämenstruelle Beschwerden klagen, aber auch um ein **subjektives Phänomen der Erlebensverarbeitung** handeln: Manche Frauen erleben negative Erlebnisse stärker als Belastung als andere, setzen sich mehr damit auseinander und reagieren intensiver mit negativen Gefühlen.

Aber auch **psychoanalytische Erklärungen** lassen sich nachvollziehen: Wenn denn die zyklischen Prozesse im weiblichen Körper der allmonatlichen Vorbereitung einer Schwangerschaft dienen und damit **Schwangerschaftsphantasien** auslösen können, dann könnte das Eintreten der nächsten Regel insbesondere für alle jungen Frauen, die zwischen dem Wunsch nach Familie und Karriere pendeln und der Karriere generell oder lebensphasenbedingt den Vorzug geben, belastend wirken.

„In diese prämenstruelle Zeit spielt noch ein weiterer Aspekt hinein, die Frage, ob ich schwanger werden und Kinder haben möchte. Es ist so, dass ich kurz vor der Regel, wenn mein Bauch ein bisschen dicker wird und mein Busen spannt, oft denke, dass ich schwanger bin. Dann kriege ich einerseits Panik und möchte am liebsten sofort feststellen lassen, ob mein Gefühl stimmt, damit eine Abtreibung kein Problem ist. (...) Also vordergründig ist mir ganz klar, dass ich kein Kind möchte. Einerseits. Denn das ist die Frau in mir, die ihr Leben selbst regelt und ganz dünn und schlank sein muss und ihre Arbeit tun. Andererseits sehne ich mich danach, einen dicken Bauch und einen dicken Busen zu haben und zehn Kinder, die mir am Rockzipfel hängen. Ich möchte einfach in dieser kreatürlichen Mütterlichkeit aufgehen. Das ist die andere Seite an mir. Den Konflikt zwischen beiden Seiten kann ich nicht lösen, er geht mitten durch mich hindurch. (...) Wie ich diese beiden Teile von mir zusammenfügen, diese Trennlinie aufheben kann, weiß ich nicht wirklich. Ich denke oft darüber nach. (...) Meine Menstruation erinnert mich jeden Monat daran. Sie ist im wahrsten Sinne der Ausfluss der Person, die ich dauernd in mir versuche wegzudrücken." [8]

Das würde bedeuten, dass prämenstruelle psychische und körperliche Beschwerden (PMS) nicht allein durch hormonelle Veränderungen oder Störungen in der 2. Zyklushälfte direkt erklärbar sind, sondern dass diese nur eine Voraussetzung dafür sind, dass sich bei zusätzlichen Alltagsbelastungen prämenstruell Beschwerden einstellen. Dafür spräche dann auch, dass das PMS verstärkt bei jungen Frauen in der Lebensmitte verbreitet ist, in der die beruflichen, partnerschaftlichen oder familiären Belastungen am höchsten sind.

Weiterführende Literatur

Blume, A. (1992): PMS – Das prämenstruelle Syndrom, Rowohlt Taschenbuchverlag

Unregelmäßigkeiten der Regel

In Anbetracht der komplexen hormonellen Regulation des Menstruationszyklus ist es leicht erklärbar, wenn Mädchen in den ersten beiden Jahren nach der Menarche noch keine regelmäßigen Zyklen haben. Der hormonelle Regelkreis muss sich erst einspielen, das braucht bei manchen Mädchen einige Jahre. **Solange kann das einzig Regelmäßige an der Regel die Unregelmäßigkeit sein.**

Abweichungen von einer lehrbuchmäßig ablaufenden Regel sollten also in den ersten Jahren nach der Menarche nicht prinzipiell pathologisiert werden.

Amenorrhoe (Ausbleiben der Regel)

- **Primäre Amenorrhoe:**
  Ausbleiben der ersten Regel über das 16. Lebensjahr hinaus bei Mädchen, die ansonsten regelrecht Zeichen der Pubertätsentwicklung haben. Das sollte immer ein Anlass sein, eine Frauenärztin oder einen Frauenarzt um Rat zu fragen.
- **Sekundäre Amenorrhoe:**
  Die Regel bleibt länger als 3 Monate aus nach zuvor regelmäßigen oder auch immer mal verlängerten Zyklen. Das erleben viele Mädchen irgendwann einmal. Je nach Ursache ist das harmlos und reguliert sich wieder von alleine. Sobald ein Mädchen in seinem individuellen Leben mit vitalen, meist seelischen Problemen konfrontiert wird, wird die Luxusfunktion Fortpflanzung (= Menstruation) im Interesse der Selbsterhaltung vorübergehend abgeschaltet.
  Gegebenenfalls ist aber auch eine frauenärztliche Konsultation ratsam.

Mögliche Ursachen:

- Positiver Stress (Vorfreude / Aufregung / Verreisen) oder auch negativer Stress (Liebeskummer / Schulprobleme / Heimweh z. B. bei Auslands- oder Internatsaufenthalten)
- Untergewichtigkeit, z. B. bei Balletttänzerinnen oder Kunstturnerinnen
- Essstörungen, z. B. bei Magersucht (Anorexia nervosa) bleibt die Menstruation relativ früh aus
- Schwangerschaft

Oligomenorrhoe (zu seltene Regel)

Der Abstand zwischen zwei Perioden ist mindestens auf 35 Tage verlängert. Das ist bei jungen Mädchen in den ersten Jahren nach der Menarche (= 1. Regel) nicht ungewöhnlich, weil die Zyklen häufig noch ohne Eisprung erfolgen.

Polymenorrhoe (zu häufige Regel)

Die Blutung tritt immer häufiger als alle 25 Tage auf. Wegen der Gefahr einer Eisenmangelanämie durch zu häufigen Blutverlust sollte frauenärztlicher Rat eingeholt werden, insbesondere wenn das Mädchen subjektiv unter den häufigen Blutungsepisoden leidet.

Hypermenorrhoe (zu starke Regel)

Eine Hypermenorrhoe ist eine zu starke Blutung von ca. 100 ml Blutverlust bei sonst regelhaftem Zyklusverlauf. Der Blutverlust lässt sich von einem Mädchen nur schwer messen, aber wenn die Binde oder der Tampon stündlich gewechselt werden muss, dann sollte eine evtl. Blutgerinnungsstörung abgeklärt werden.

Metrorrhagie (Dauerblutung)

Die Regel dauert länger als 10 Tage, manchmal ist der Übergang in eine Dauerblutung fließend, bei der kein Zyklus mehr erkennbar ist. Auch hier sollte das Mädchen wegen des dauerhaft zu hohen Blutverlustes beim Frauenarzt vorgestellt werden.

Dysmenorrhoe (schmerzhafte Regel)

Darunter versteht man **Schmerzen im Unterbauch** und im Rücken im Zusammenhang mit der Regelblutung, die bereits vor Einsetzen der Menstruation beginnen können, ihr Schmerzmaximum typischerweise in den ersten 12 Stunden haben und über mehrere Tage andauern können. Die Regelblutung ist in den ersten 1–3 Jahren bei vielen Mädchen zunächst beschwerdefrei, weil die Zyklen noch nicht ovulatorisch sind, d. h. es erfolgt noch kein regelmäßiger Eisprung. Danach ist die Dysmenorrhoe das häufigste gynäkologische Problem junger Mädchen und deshalb auch der häufigste Grund für den ersten Frauenarztbesuch. Über eine Imbalance freigesetzter Substanzen kommt es zu einer erhöhten Krampfbereitschaft der uterinen Blutgefäße, was wiederum eine erhöhte Krampfbereitschaft der Muskulatur der Gebärmutter zur Folge hat.

Die **Rückenschmerzen** entstehen dadurch, dass die sog. Mutterbänder, an denen die Gebärmutter am knöchernen Becken aufgehängt ist, gedehnt werden, wenn die Gebärmutter sich zusammenzieht.

Wärme (Wärmflasche / Körnerkissen), Entspannungstechniken, Magnesium oder leichte sportliche Betätigung führen zu einer nachweisbaren **Linderung leichter bis mittelschwerer Menstruationsbeschwerden**. Auf Abhilfe mit krampflösenden Medikamenten bei stärkeren Krampfzuständen der Gebärmuttermuskulatur und damit stärkeren Menstruationsschmerzen sollte unbedingt rechtzeitig zurückgegriffen werden: Ibuprofen z. B. ist für die Indikation Dysmenorrhoe bei Mädchen ab 10 Jahren zugelassen.

Auch die kombinierten oralen Kontrazeptiva (= Pille) werden zur sehr effektiven Behandlung der Dysmenorrhoe eingesetzt, sie sind die Therapie der Wahl, wenn die Empfängnisverhütung bei jungen Mädchen zusätzlich ein Thema ist.

Und bedenken Sie immer, dass Sie für Ihre Tochter das wichtigste Vorbild sind: So wie Sie ihr eine aufgeklärte Einstellung zur Menstruation vorleben, so wird sie sie übernehmen. Umgekehrt haben Töchter von Müttern, die ihre eigene Menstruation als schmerzhaft und unerwünscht erleben und dies ihren Töchtern so vermitteln, signifikant mehr Probleme und leiden häufiger unter Dysmenorrhoen. Insbesondere dann, wenn daraus ein sekundärer Krankheitsgewinn resultiert:

Man muss nicht schwimmen gehen, oder man kann sich ausruhen und muss nichts machen

Das man weiß, das man nicht schwanger ist. Kein Sport in der Schule

Hinter Zyklusstörungen bei jungen Mädchen muss sich also nicht zwangsläufig etwas Pathologisches verbergen, sie sind meistens absolut normal. **Aber der persönliche Leidensdruck des Mädchens oder auch ein dauerhaft zu starker Blutverlust, eine anhaltend zu häufige oder zu langdauernde Blutung oder unerträgliche Bauchschmerzen bei der Regelblutung können eine frauenärztliche Konsultation ratsam erscheinen lassen.** Und hinter unerträglich starken und andauernden Schmerzen bei der Regel kann sich in einem geringen Prozentsatz der Fälle auch tatsächlich mal ein krankhafter Befund verbergen.

Aber wie erleben junge Mädchen in der Pubertät heute ihre Menstruation?

Was von den tradierten Vorstellungen findet sich immer noch wieder, was aber vielleicht auch nicht?

Um die Antwort vorwegzunehmen: es findet sich alles unverändert wieder – wenn auch in etwas abgeschwächter Form.

Auch wenn die meisten Mädchen die Menstruation inzwischen als natürlich ansehen, ist es für Mädchen sehr schwierig, Zutrauen zu den Vorgängen im Körper zu entwickeln, geschweige denn darauf ein weibliches Selbstbewusstsein aufzubauen. Die erste Regel trifft mit all den ungewohnten Einschränkungen auf ein kindlich unabhängiges Körpergefühl und stellt für Mädchen ein merkwürdig ambivalentes Paradoxon dar. Einerseits wird sie mit Spannung und einer deutlichen Aufbruchstimmung erwartet, symbolisiert sie doch Erwachsenwerden, Frau werden, Kinderkriegen können und damit eine positive Bestimmung der Zugehörigkeit zum eigenen Geschlecht:

Ich bin 14 Jahre.
Ich habe ein paar Fragen an euch/sie:
Wann oder mit welchem Alter ist das 1.
Einsetzen der Regel normal? Welche
Beschwerden hat man? Was kann man
gegen Regelbeschwerden tun? Was
ist besser oder gesünder: Tampons oder
Binden? Kann ich trotz Regel schwimmen?

Ich habe mindestens schon 1 Jahr
Weißfluss, wann bekomme ich endlich
die Regel? Kann ich irgendetwas tun
damit ich die Regel bald bekomme?
Wann sollte ich zum 1. Mal zum Frauenarzt? Gibt es ein Mindestalter für Tampons?

Andererseits konfrontiert die Regel die Mädchen mit einer Fülle von Missemp-
findungen, die auch schon diejenigen Mädchen definieren können, die noch gar
nicht selber menstruieren. Die Assoziationen beziehen sich auf den Verlust von
Sauberkeit und Kontrolle, aber auch die Bewegungseinschränkung wird beklagt,
Mädchen fühlen sich in ihrem autonomen Körpergefühl zurückgepfiffen. Und der
Körper des Mädchens wird auch heute noch durch das Ereignis der Menstruation
zur potentiellen Quelle von Scham, Peinlichkeit und Entschuldigung, gesellschaftliche Anerkennung ist jedenfalls nicht zu erwarten. Mädchen lehnen in der Konsequenz die Regel ab, denn es ist schwer, sich mit dem Weiblichsein zu identi-
fizieren, wenn es offiziell keine eigene Würde hat. „Dann bin ich irgendwie nicht
ich" – schade …

Ohne jede kompetente Unterstützung wird die Menstruation also auch heute noch eher als Hygienekrise und Handicap denn als Ausdruck gesunder, lebendiger weiblicher Körperlichkeit erlebt, wodurch sie ihren identitätsstiftenden Charakter einbüßt.

Ich mache seit Jahren sehr gute Erfahrungen damit, den Mädchen in der Pubertät viel Raum für dieses Thema zu geben und den Mädchen damit einen positiven Kontakt zu ihrem eigenen Körper zu ermöglichen und ihre Freude am Weiblichsein zu stützen.

Und es ist immer wieder reproduzierbar, wie allein das Gespräch über die Menstruation – wie, wo und mit welchen Gefühlen die erste Menstruation erwartet wird oder erlebt wurde und welche Vorurteile nach wie vor in der weiblichen Linie tradiert wurden – zu Verständnis und Entlastung führt und sich die Mädchen nach und nach zu voller Sitzlänge aufrichten: „...dass man darauf auch stolz sein kann, so hat noch niemals jemand mit uns darüber geredet".

Dabei könnten Mädchen auf die 1. Menstruation genauso stolz sein wie Jungen auf den 1. Samenerguss. Das setzt allerdings eine intime Hinwendung zu sich selbst voraus, was ohne eine informierte und positive Aufklärung zur Menstruation als einer gesunden und besonderen Eigenschaft von Mädchen nicht möglich ist. Ich denke, dass Mädchen dieser aufgeklärte Start in ihr Frausein zusteht, wie immer sie dann den weiteren Weg gestalten.

Schulsport während der Menstruation

Es hat sich gezeigt, dass moderater Sport – keine Höchstleistung – sowohl die Durchblutung verbessert als auch das psychosoziale Empfinden während der Menstruation. **Damit ist eine Schonung aus sportmedizinisch-internistischer Sicht nicht zu empfehlen. Deshalb sollen die aktuellen sportmedizinischen Empfehlungen der Sektion Frauensport der Deutschen Gesellschaft für Sportmedizin (DGSP)** zum Verhalten beim Schulsport während der Menstruation hier festgehalten werden:

DGSP
Deutsche Gesellschaft
für Sportmedizin und
Prävention - seit 1912
(Dt. Sportärztebund) e.V.

Sportärztliche Empfehlungen zur Teilnahme am Schulsport während der Menstruation

1. Die Menstruation ist grundsätzlich ein natürlicher Vorgang im weiblichen Körper. Mädchen müssen ihr gewohntes Verhalten deshalb nicht ändern, auch die Teilnahme am Schulsport sollte selbstverständlich sein.

2. Jede Sportart kann prinzipiell auch während der Regelblutung betrieben werden. Individuell kann die sportliche Leistungsfähigkeit beeinträchtigt sein: Leistungsverschlechterungen in den Tagen vor der Menstruation, aber auch Leistungssteigerungen während der Regelblutung werden beschrieben. Gegebenenfalls sollten für Sportprüfungen zwei alternative Termine angeboten werden.

3. Ein Zyklus von 28 +/- 3 Tagen gilt als regelmäßig. In den ersten zwei bis drei Jahren nach der Menarche (erste Regelblutung) ist es aber nicht unnormal, wenn sich noch kein regelmäßiger Zyklus eingespielt hat.

4. Viele Mädchen klagen über Dysmenorrhoe (Bauchschmerzen) zu Beginn oder auch während der Menstruation. Sportliche Bewegung (Walking, Radfahren, Fitnesstraining oder Yoga) fördert die Durchblutung des Beckens und die Entspannung und kann solche Beschwerden häufig deutlich lindern.

5. Eine fachlich qualifizierte Aufklärung über die anatomischen und physiologischen Zusammenhänge fördert eine wertschätzende Einstellung zur Menstruation, vermittelt Sicherheit in diesen Tagen und ermöglicht einen entspannteren Umgang mit Menstruationsbeschwerden.

6. Hygieneprobleme lassen sich durch Verwendung von Tampons vermeiden. Die Tamponbenutzung von der ersten Menstruation an ist gesundheitlich unbedenklich. Damit sind Mädchen auch beim Schwimmen sicher geschützt.

7. Ein Ausbleiben der Regelblutung über 3 Monate oder ungewöhnlich starke oder schmerzhafte Blutungen sind nicht normal und bedürfen der frauenärztlichen Abklärung.

8. Muslimische Mädchen werden häufig vom Sportunterricht abgemeldet. Zum einen ist es nicht gerne gesehen, dass Mädchen ab der Pubertät an einem koedukativen Sportunterricht teilnehmen. Dahinter steht aber auch häufig die Sorge, dass die Fertilität negativ beeinflusst wird. Dieses ist aber nach wissenschaftlichen Erkenntnissen nicht der Fall.

Stand: Juli 2014   **Kommission Frauensport der DGSP**

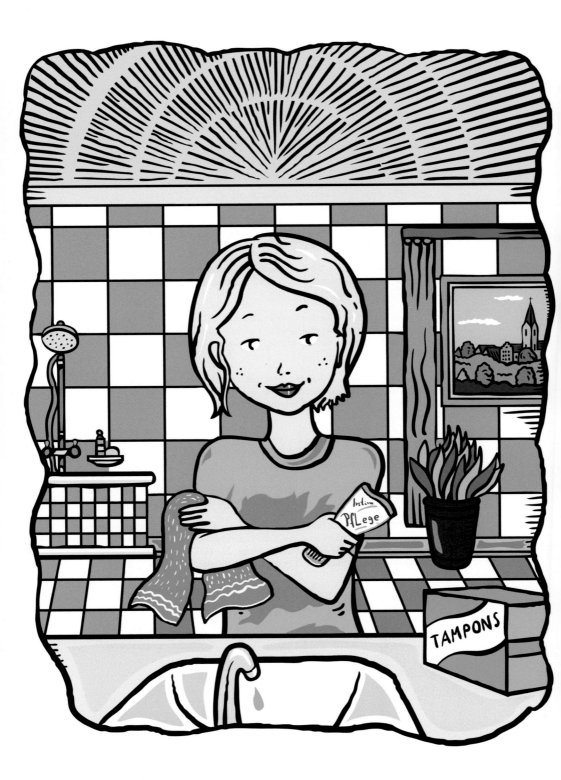

Intimpflege / Menstruationshygiene

Intimpflege

Mit dem Einsetzen der Pubertät beginnen unter dem Einfluss der weiblichen Hormone die Talg-, Schweiß- und Duftdrüsen vermehrt zu arbeiten. Hinzu kommt der Weißfluss junger Mädchen (s. S. 46), der ab der Pubertät gelbliche oder milchig-weiße Flecken im Slip hinterlässt. Dieser Weißfluss ist natürlich nichts Schmutziges oder Ekliges, das dringend weggewaschen gehört: Im Gegenteil, der Weißfluss ist normal, er ist wesentlicher Bestandteil der Selbstreinigungskräfte der Scheide und ist somit ein wichtiger Helfer beim Erhalt der intimen Gesundheit. Aber der leicht säuerliche, yoghurtähnliche Geruch des Weißflusses vermengt mit dem Sekret von Talg- und Schweißdrüsen, vielleicht auch noch mit Urinresten, eventuell auch Menstruationsblut und das Ganze unter Luftabschluss bei engen Hosen und synthetischen Slips: Auch ein gesunder Intimbereich riecht ab der Pubertät nicht wirklich unangenehm, aber auch nicht wirklich angenehm. Ich erinnere noch sehr genau, dass meine Mitschülerin Monika immer so merkwürdig gerochen hat, was ich damals nicht zuordnen konnte. Heute weiß ich, dass das mangelnder Intimhygiene zuzuschreiben gewesen sein muss. Deshalb dient die richtige Intimhygiene zum einen der eigenen Gesundheit, aber natürlich auch der Selbstakzeptanz und der sozialen Akzeptanz eines Menschen.

Aber was versteht man unter richtiger Intimpflege?

Prinzipiell sind Schweiß und Talg erstmal geruchlos. Wenn sie sich aber auf der Haut ablagern, dann werden sie genau wie Urin- und Blutreste innerhalb einiger Stunden von Bakterien, die auf unserer Haut und den Schleimhäuten in großer Menge sinnvollerweise vorhanden sind, zersetzt und riechen. Deshalb sollten Mädchen ab der Pubertät 2 × / Tag – morgens und abends – die Schamgegend gründlich waschen oder besser duschen. Dabei sollten Mädchen den Intimbereich immer zunächst vorne und danach hinten säubern, damit keine Bakterien aus dem Stuhlgang nach vorne gelangen. Besonders die Falten zwischen den Schamlippen sollten mit der Hand und viel Wasser sorgfältig von Ablagerungen gesäubert werden. Aber viel Wasser und evtl. eine milde pH-neutrale Intimwaschlotion reichen, Seife würde den empfindlichen Intimbereich austrocknen und die notwendige Hautbarriere stören. Jucken und Brennen in der Schamgegend sind dann häufig die Folge falscher Intimpflege. Und natürlich sollte die Unterwäsche in der Pubertät täglich gewechselt werden.

Niemals aber sollten Mädchen versuchen, die Scheide ebenfalls zu säubern. Die Scheide hat ein ausgewogenes Milieu und besitzt Selbstreinigungskräfte, die nicht gestört werden sollten.

Sollte man Schamhaare rasieren?

Zu unseren Schamhaaren haben wir ein gespaltenes Verhältnis und der Umgang damit ist schon in allen Zeiten und Kulturen ein Thema gewesen. Eigentlich wissen wir, dass sie eine nützliche Sache sind, weil sie unseren Intimbereich schützen: Sie fangen den Druck durch zu enge Slips oder Jeans ab und sie wirken als eine natürliche Klimaanlage, indem sie die Luft in der Schamgegend zirkulieren lassen.

Das Kürzen oder Rasieren der Schamhaare ist aber insbesondere bei jungen Mädchen ein über social media verbreitetes modisches und ästhetisches „Muss". Die rasierte Schamgegend ist angeblich sexy, Oralverkehr ist so angenehmer. Aber Ihre Tochter kommt ja zunächst in die Pubertät, sie wird ihren Intimbereich zunächst sicher niemandem präsentieren. Deshalb sollten Sie ihr mit guten Argumenten davon abraten. Auch von ärztlicher Seite wird von einer kompletten Rasur abgeraten, und auch bereits auf Internetseiten für junge Mädchen wird davor gewarnt. Rasieren kann Juckreiz, Hautirritationen, eingewachsene Haare mit Pustelbildung und sogar minimale blutende Verletzungen mit Infektionen zur Folge haben.

> **Tipp**
> Vielleicht liegt auch hier die Lösung in der Mitte: Raten Sie Ihrer Tochter, die Schamhaare mit einem Elektrorasierer einzukürzen und nur die Haare komplett zu entfernen, die aus der Bikinizone hinaus auf die Oberschenkel wachsen. Vielleicht ist das erstmal sexy genug und später kann sie das dann alleine entscheiden.

Menstruationshygiene

Historie

Frauen hatten zu allen Zeiten ein dringendes Interesse daran, zumindest die hygienischen Probleme mit der Menstruation so pragmatisch wie eben möglich in den Griff zu kriegen: Wenn die Frauen ein eher häusliches und gemächliches Leben führten, dann haben sie ziemlich gleichmäßig überall auf der Welt eine Form von Binde benutzt, die Frauen Südostasiens hatten da Zugriff auf Schwämme, die Frauen des Amazonasgebietes eher zu Bananenblättern, andere wieder zu Tüchern und Lappen. Wenn Frauen aber ein aktives oder sogar von harter körperlicher Arbeit bestimmtes Leben führten, dann bevorzugten sie eine wie auch immer geartete Form von Tampon aus Leinen, Wolle oder Gras. Schon Hippokrates hat darüber berichtet.

Wegwerfbare Binden

Der große Durchbruch war in den 20-er Jahren des letzten Jahrhunderts der Übergang von den waschbaren zu den wegwerfbaren Binden aus Watte und Zellstofflagen, die von einem Schlauch aus Mull zusammengehalten wurden und deren Enden in den Klammern eines elastischen „Monatsgürtels" befestigt wurden.

Die befreite Erleichterung steht dieser jungen Frau [9] ins Gesicht geschrieben.

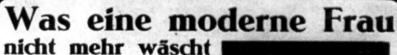
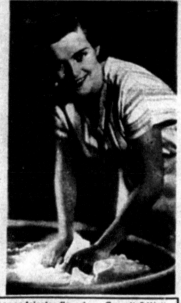

Und damit wurde auch das Mutter-Tochter-Gespräch [10] um einiges leichter.

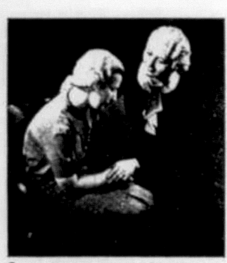

Steht Ihnen diese Stunde noch bevor!

Für jede Mutter kommt der Tag, wo sich das vertrauliche Gespräch mit der heranwachsenden Tochter nicht mehr vermeiden läßt. Denken Sie dann daran, daß ein junges Mädchen von heute das Wort von den „kritischen" Tagen garnicht mehr zu kennen braucht. Geben Sie doch Ihrer Tochter jene Frauen zum Vorbild, die ihr Leben an allen Tagen des Monats zu meistern wissen, die sich helfen lassen von der idealen Reform-Damenbinde „Camelia". „Camelia" mit den vielen Lagen feinster, weicher Camelia-Watte bietet sicheren Schutz und ist ganz unauffällig zu vernichten.

Rekord	10 St. M. –.50
Populär	10 St. M. –.90
Regulär	12 St. M. 1.35
Extra stark	12 St. M. 1.50
Reisepackung	5 St. M. –.75

Achten Sie auf die blaue Schachtelpackung!

Camelia ✠

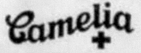

Die ideale Reform-Damenbinde

Die Zeiten dieser Binden, die aufgetragen und ohnehin nicht genügend gut aufgefangen haben, sind glücklicherweise definitiv vorbei. Binden und Monatsgürtel wurden mit der Zeit immer kleiner und attraktiver gestaltet, und auch Schlüpfer wurden hautenger. 1973 kamen dann die selbsthaftenden Binden auf den Markt, Klebestreifen halten sie an Ort und Stelle fest. Inzwischen ermöglicht modernste Technologie die Herstellung sehr dünner Vorlagen mit hoher Saugkapazität in unterschiedlichsten Längen und Breiten.

Tampons

1950 wurde dann der Menstruationsschutz mit der Erfindung des Tampons auf den kleinstmöglichen Nenner gebracht. Vorbei waren die Zeiten, als voluminöse Vorrichtungen und Behelfe das Verhalten während der Menstruation diktierten.

Menstruationshygiene für junge Mädchen heute

Natürlich sollten Sie auch heute noch Ihrer Tochter behilflich sein bei der Auswahl der Menstruationshygiene. Slipeinlagen, Binden, Tampons, Menstruationstassen – die Auswahl in hellerleuchteten Regalen von Supermärkten ist groß und in ihrer Vielfalt nahezu unüberschaubar. Was Ihre Tochter bevorzugt und womit sie sich am wohlsten fühlt, muss jedes Mädchen letztlich alleine entscheiden. Zunächst mal geht es aber sicher um die Wahl zwischen Binden und Tampons.

Binden

Die meisten Mütter geben ihren Töchtern bei Eintritt der 1. Regelblutung Binden. Wegwerfbare Binden gibt es heute in jeder Ausführung, dünn oder dick, mit oder ohne Flügel, mit oder ohne Klebstreifen und jedes Mädchen kann ihren Bedarf nach ihren persönlichen Vorlieben und Ansprüchen auswählen. Binden werden außen am Körper getragen, sie fangen das aus der Scheide austretende Blut auf. Nicht zu vermeiden ist, dass das Blut die Vulva benetzt und sich durch den Kontakt mit Sauerstoff zersetzt. Das macht u. U. mehrmaliges tägliches Waschen notwendig, wenn das Mädchen verhindern möchte, dass das zersetzte Blut einen unschönen Regelgeruch erzeugt.

Tampons

Heute steht auch den noch sehr jungen Mädchen mit der Tamponhygiene eine Möglichkeit des Hygienemanagements zur Verfügung, bei dem mit kleinsten Materialmengen eine hochwirkungsvolle Problemlösung erzielt wird.

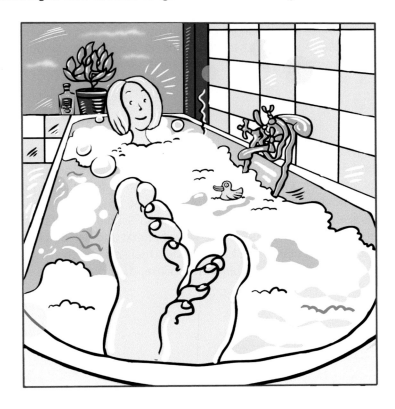

Grundsätzlich können junge Mädchen von der ersten Menstruation an Tampons benutzen. Die 1. Regel kommt erst, wenn das Mädchen innerlich und äußerlich so weit entwickelt ist, dass sie ein Kind bekommen könnte. Und wo ein Kind bei der Geburt hindurchpassen würde, passt zweifellos ein kleiner Tampon hinein. Die meisten Mädchen empfinden es als Erleichterung, wenn sie dank Tampons ihre gewohnte Bewegungsfreiheit und Sicherheit wiedererlangen können, insbesondere dann, wenn sie in ihrer sportlichen Betätigung, beim Tragen eng anliegender oder heller Kleidung und beim Schwimmen und Baden nicht mehr eingeschränkt sind.

Nur manchmal trauen sie sich nicht, einen Tampon einzuführen, weil sie unsicher sind. **Ihre Tochter braucht also Ihre Hilfe und Erklärung bei Fragen zur Verwendung:**

- **Tampons können prinzipiell ab der 1. Regel benutzt werden.**
- **Das Jungfernhäutchen** umschließt den Scheideneingang bei Mädchen, die die Menstruation haben, nur noch wie ein weicher Saum und **lässt einen Tampon ohne Verletzung passieren.**
- Der Name „Tampon" lässt an „Tamponade" denken und man hat automatisch so etwas wie einen Flaschenkorken vor Augen. Aber **ein Tampon staut das Blut nicht**, sondern saugt es im Gegenteil in der Scheide genauso auf wie eine Binde außerhalb der Scheide.
- **Tampons trocknen die Scheide nicht aus.**
- *„Was ist, wenn der Faden reißt?"* – eine immer wiederkehrende Frage von Mädchen. **Der Faden** selber ist bei Qualitätsprodukten **unzerreißbar** und ist zudem innen in der Zellwolle fest und sicher verknotet.

> **Tipp**
> Und was soll Leonie machen, die mir erzählt, dass sie sich den Tamponfaden immer abschneidet, wenn sie in ihrem knappen Bikini schwimmen gehen möchte und Angst hat, dass der hellblaue Faden beim Schwimmen herausrutschen könnte? Wie kommt sie dann wieder an ihren Tampon? Sie sollte sich auf die Toilettenbrille setzen und so stark pressen wie beim Stuhlgang. Dann fällt der Tampon zwar nicht heraus, aber der Beckenboden drückt den Tampon soweit herunter, dass sie ihn leicht fassen kann.

- Hinter der Frage, ob der Faden des Tampons reißen kann, steht die Sorge, dass dann der Tampon in den Tiefen des Bauchraumes verschwinden könnte. Dass dem nicht so ist, lässt sich anhand der Abbildung auf Seite 82 gut erklären. Nach ca. 7–10 cm stößt der Tampon an den Muttermund, den Eingang zur Gebärmutter, und der ist so winzig klein, dass dort niemals ein Tampon hindurchpasst. Der Tampon ist und bleibt also in der Scheide.

- Wenn der Tampon im mittleren Drittel der Scheide platziert wird, dann ist er nicht mehr zu spüren, da es nur im äußeren Drittel der Scheide Berührungsnerven gibt. Es ist also sehr einfach zu entscheiden, ob der Tampon an der richtigen Stelle liegt: Immer dann, wenn man ihn nicht mehr spürt.

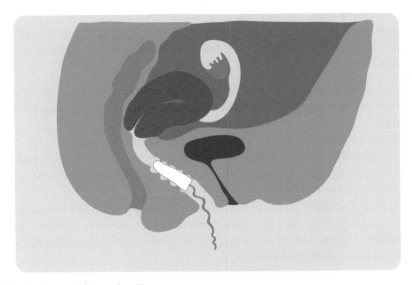

Weibliches Becken mit liegendem Tampon

- Hat ein Tampon Auswirkungen auf das gesunde Scheidenmilieu? Nein, weder klinisch noch zytologisch noch bakteriologisch oder hinsichtlich des pH-Wertes in der Scheide hat ein Tampon irgendwelche negativen Auswirkungen.
- Die Auswahl der Tampongröße sollte sich nach der Blutungsstärke richten: An den Tagen mit leichter Blutung reicht ein Mini-Tampon, der dann spätestens nach 8 Stunden gewechselt werden sollte. An Tagen mit stärkerer Blutung ist der nächstgrößere Tampon notwendig, immer aber sollte ein Tampon spätestens nach 8 Stunden und möglichst vollgesogen gewechselt werden.
- Probleme beim Einführen des Tampons sind bei den ersten Versuchen junger Mädchen nicht selten: Meistens liegt das daran, dass die ungewohnte Situation zu innerer Anspannung führt, wodurch der Scheideneingang verengt wird.

Tipp
Ein Mädchen sollte sich mit gespreizten Oberschenkeln entspannt auf die Klobrille setzen. Nach vorherigem tiefen Einatmen und beim darauf folgenden ebenso tiefen Ausatmen lässt sich ein Tampon leichter einführen, weil man beim Ausatmen den Beckenboden nicht gleichzeitig anspannen kann.

— Wenn ein Mädchen trotz mehrmaliger Versuche und korrekter Handhabung einen Tampon nicht einführen kann, dann könnte eine kleine Anomalie des Hymen vorliegen (s. Das Hymen (Jungfernhäutchen) S. 43). Das wäre ein Anlass, das Mädchen mal bei einer Frauenärztin / einem Frauenarzt vorzustellen, der diese kleine Besonderheit unschwer beheben kann.

Menstruationstassen

Eine weitere Alternative der Menstruationshygiene sind Menstruationstassen, das sind weiche, aus Silikon gefertigte Kappen, die mithilfe einer Falttechnik wie ein Tampon in die Scheide eingeführt werden und dort nach Herstellerangaben bis zu 12 Stunden verbleiben können. Sie werden dann ausgewaschen, nach Ende der Menstruation 10 Minuten lang mit Wasser ausgekocht und können jahrelang wiederverwendet werden. Dadurch verursacht diese Form der Menstruationshygiene weniger Abfall, ist kostengünstiger und ist für Frauen mit ausgeprägtem Umweltbewusstsein und mit gutem Körpergefühl eine präferierte Alternative.

Für junge Mädchen zu Beginn ihres Zyklus sind Menstruationstassen als Menstruationshygiene allerdings eher nicht geeignet: Es kostet junge Mädchen auch bei der Tamponverwendung zunächst einiges an Überwindung, sich selbst anzufassen und mit dem eigenen Blut in Berührung zu kommen, das beim Wechseln der Menstruationstasse auch schon mal richtig über die Finger laufen kann. Zudem kann es auf öffentlichen Toiletten wie den Schultoiletten für Mädchen auch peinlich sein, die blutige Tasse unter fließendem Wasser zu säubern. Und die praktische Handhabung ist der von Tampons auch insofern unterlegen, als die reine Größe der Menstruationstasse im Vergleich zu einem Tampon jungen Mädchen das Gefühl eines voluminösen Fremdkörpers vermittelt, die Handhabung würde Mädchen mit Sicherheit überfordern.

Mütter fragen – Mütter wissen

Kann meine Tochter schon mit 12 Jahren Tampons benutzen?

Ein Mädchen, das die Regel bekommt, ist prinzipiell weit genug entwickelt, dass es Kinder bekommen könnte. Damit ist es auch ganz sicher weit genug entwickelt, dass es problemlos Tampons benutzen kann – von der ersten Regel an. Das ist gesundheitlich absolut unbedenklich, und Mädchen, die mit der Tamponhygiene problemlos umgehen können, haben nicht mehr das verunsichernde Gefühl, dass *„alles irgendwie immer so runter läuft".*

Das Jungfernhäutchen ist bis zum Zeitpunkt der ersten Regel unter dem Einfluss des Hormons Östrogen so verändert, dass es für den Tampongebrauch auch bei sehr jungen Mädchen keinen Hinderungsgrund mehr gibt.

Und was kann ich tun, wenn meine Tochter sich nicht traut, Tampons zu nehmen?

Ihre Tochter ist vielleicht wirklich noch sehr jung, hat sich bisher nie mit ihrem Unterleib befasst und hat vielleicht noch gar kein Gefühl dafür. Lassen Sie ihr Zeit, die Binden sind eine gute Alternative. Im Wunsch nach Sauberkeit und Kontrolle wird Ihre Tochter zwangsläufig sehr bald dafür aufgeschlossen sein, es auch mal mit Tampons zu versuchen. Insbesondere sportliche Mädchen sind sehr dankbar dafür, wenn sie baldmöglichst wieder die gewohnte Bewegungsfreiheit zurückerlangen können.

Das Toxische Schocksyndrom (TSS)

Die Verbindung „Toxic Shock-Syndrom – Menstruation – Tampons" geht immer wieder durch die Presse, oft genug verkürzt als „Tamponkrankheit". Aber was steckt wirklich dahinter?

Keinesfalls ist das TSS auf Mädchen oder Frauen beschränkt, sondern es betrifft sogar häufiger Männer und Kinder. Es kommt also häufiger nicht im Zusammenhang mit der Menstruation vor. Dieses Krankheitsbild wurde sogar zum 1. Mal 1978 von einem amerikanischen Kinderarzt beschrieben, der 7 Fälle von TSS in seiner Praxis gesehen hatte. Aber richtig ins Bewusstsein kam diese Krankheit erst, als in USA ein Tampon auf den Markt kam mit dem Namen „Rely", der nicht aus reiner Zellwolle, sondern aus Kunststofffasern hergestellt war. Er war hochsaugfähig, konnte über Tage in der Scheide belassen werden und sollte damit den herkömmlichen Tampons überlegen sein. Mit der Einführung stiegen aber die menstruationsassoziierten TSS-Fälle in USA drastisch an. Dieser Tampon musste für immer vom Markt genommen werden mit der Konsequenz, dass die TSS-Fälle genauso drastisch wieder sanken. Dieses Ereignis und die Verbindung Tampon – TSS ist seitdem in Erinnerung geblieben.

Verursacher dieser schweren Infektion ist **ein Bakterium mit dem Namen Staphylokokkus aureus.** Diese Bakterien leben normalerweise auf unserer Haut, im Nasenrachenraum und eben auch in der Scheide – sie gehören zur normalen Besiedelung des Menschen. Sie können aber auch für eitrige Entzündungen, z. B. Abszesse, Mandel-, Mittelohr- und Lungenentzündung verantwortlich sein. Eintrittspforten für den Erreger sind Hautwunden, Insektenstiche, Verbrennungen oder das Wochenbett.

Rund 80 % aller Menschen, also die weitaus meisten, haben durch den Kontakt mit dem Gift dieser Bakterien bis zum 12. Lebensjahr Abwehrstoffe gegen das Gift gebildet, sind also dagegen immun und werden niemals ein TSS entwickeln. Wenn aber Kinder noch keinen Kontakt mit diesen Giftstoffen hatten oder Erwachsene diese Abwehrstoffe bis zum 12. Lebensjahr nicht gebildet haben, also nicht immun und geschützt sind, dann kann sich ein TSS entwickeln.

TSS ist leicht zu diagnostizieren, wenn man die typischen Symptome kennt:

Plötzliches Auftreten von Kopfschmerzen, Schwindel, Blutdruckabfall, Durchfall, Erbrechen sowie hohes Fieber und ein sonnenbrandähnlicher Hautausschlag aus voller Gesundheit heraus – es geht einem richtig sehr schlecht. Bei diesen Symptomen ist (mit oder ohne Menstruation / mit oder ohne Tamponverwendung) unverzüglich ärztliche Hilfe dringend nötig.

TSS kommt also keinesfalls nur bei Frauen vor und auch nicht nur bei menstruierenden Frauen. Aber es kommt auch während der Menstruation vor, hier allerdings auch bei Frauen, die Binden verwenden. Es gibt in Deutschland nur sehr wenige Fälle von TSS bei menstruierenden Frauen mit Tampon, und berücksichtigt man den milliardenfachen Gebrauch von Tampons weltweit, so ist **TSS unter Tamponverwendung extrem selten**:

- weil die meisten Mädchen und jungen Frauen sowieso im Blut genügend Abwehrstoffe gegen das Gift dieser Bakterien haben und nie etwas davon merken werden
- weil durch korrekten Tampongebrauch selbst die für TSS prinzipiell anfälligen Mädchen, die keine Antikörper haben, das TSS weitestgehend verhindern können

Dass es diesen Zusammenhang zwischen Tampons und TSS gibt, heißt also nicht, dass es gefährlich ist, Tampons zu benutzen.

Der korrekte Tampongebrauch

- vor und nach dem Tampongebrauch die Hände waschen
- mit der kleinsten Tampongröße beginnen
- die Tampongröße entsprechend der aktuellen Blutungsstärke anpassen
- den Tampon möglichst vollgesogen wechseln, an Tagen mit stärkerer Blutung alle 3–6 Stunden
- den Tampon nicht länger als 8 Stunden in der Scheide belassen
- deshalb nachts einen frischen Tampon kurz vor dem Zubettgehen einführen und gleich nach dem Aufwachen wechseln

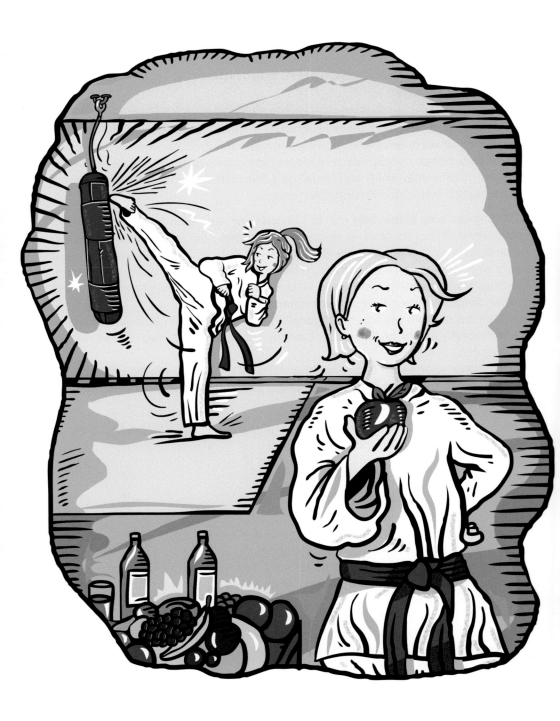

Schön, schlau, schlank und gesund – Ernährung und Sport in der Pubertät

Gesunde Ernährung war Ihnen schon immer ein wichtiges Anliegen? Aber seit Kurzem macht es Ihnen Sorgen, dass Ihre 13-jährige Tochter morgens ohne zu frühstücken in die Schule geht? Und zum Handball geht sie auch nicht mehr so regelmäßig, sondern will lieber mit ihrer Freundin chatten oder chillen? „Was geht in dem Mädchen vor?" werden Sie sich vielleicht fragen. „Wie kann ich mir das erklären und kann ich da irgendetwas tun?" Denn gerade in der Pubertät sind gesunde Ernährung und auch Sport unverzichtbar wichtig.

Die Ernährung in der Pubertät

Der Wachstumsspurt in der Pubertät führt eindeutig zu erhöhtem Bedarf an Kalorien und auch an bestimmten Substanzen, die mit der Nahrung aufgenommen werden müssen. Keine ganz einfach zu leistende Herausforderung, denn das Essverhalten wird zunehmend von erhöhter Mobilität, mehr Zeit mit peers, selteneren Mahlzeiten zu Hause etc. beeinflusst. Je unabhängiger die Mädchen sind, desto öfter ist es ihre eigene Entscheidung, was, wann, wo und mit wem gegessen wird. Gesundheit und gesundheitsbewusste Ernährung spielen dabei meistens nur eine untergeordnete Rolle. So nehmen Mädchen, die älter als 13 Jahre alt sind, selten drei vollwertige Mahlzeiten / Tag zu sich. Zudem muss das gesellschaftliche Schönheitsideal von virtueller Schlankheit und dessen Gleichsetzung mit Leistung, Erfolg, Anerkennung und vor allem sexueller Attraktivität als Auslöser für eine oft unangemessene Kalorienreduktion angesehen werden.

Jugendliche benötigen **ca. 2.000–3.000 Kalorien / Tag** bei mäßiger körperlicher Aktivität. Insbesondere bei Mädchen wäre es zudem wichtig, den durch die Menstruation bedingten Blut- und damit **Eisenverlust** durch eine gezielte eisenhaltige Ernährung auszugleichen (Salat / Hülsenfrüchte / rotes Fleisch / Fisch). Für die Knochenmineralisation ist eine hohe **Kalziumzufuhr** am effektivsten über Milchprodukte zu erreichen. Ein großer Teil der Jugendlichen in Deutschland nimmt nicht die notwendige Menge an **Jod zu sich** (am besten durch jodiertes Speisesalz zu ergänzen). Mädchen mit vegetarischer oder veganer Ernährung laufen zudem Gefahr, einen Vitamin B 12-Mangel zu erleiden mit der Gefahr einer Blutarmut oder neurologischer Symptome.

Aber alle moralischen Appelle und Hinweise auf irgendwann zu erwartende Konsequenzen funktionieren bei dieser Zielgruppe nicht. Jugendliche leben im Hier und Jetzt (s. Die weibliche Pubertät und Adoleszenz aus biologischer und medizinischer Sicht S. 11).

Was also tun – hier und jetzt?

Jugendliche und Fastfood werden häufig in einem Atemzug genannt, ihre Essens-entscheidungen fallen spontan und reduzieren sich tatsächlich oft genug auf Produkte aus dem Supermarkt. Wobei die hohe Energiedichte von Fastfood, d. h. die aufgenommene Kalorienzahl, das größere Problem ist als der mögliche Mangel an gesundheitsrelevanten Nährstoffen. In vielen Familien ist jedenfalls die gemeinsame Essenszubereitung aus dem Alltag verschwunden, Jugendliche sind selten in die Vorbereitungen involviert, und es fehlt so auch ganz schlicht an der notwendigen Kompetenz.

Erfahrungen im schulischen Umfeld zeigen allerdings, dass Themen rund um gesunde Ernährung insbesondere bei den Mädchen durchaus gut ankommen, wenn ihre altersspezifische Perspektive berücksichtigt wird. Auch im Rahmen von Projekt- oder Gesundheitswochen in der Schule fördert die Einbindung in die gemeinsame Essenszubereitung ganz konkret die Kompetenz, aber auch das Zutrauen, etwas zu können.

Auch das gemeinschaftliche Essen am Familientisch finden Heranwachsende prinzipiell gut. Gemeinsames Planen, Einkaufen und Kochen – vielleicht am Wochenende oder in den Ferien – bieten Chancen für familiäres Gemeinschafts-erleben und persönliches Erfolgserleben.

Und es führt ganz nebenbei und interaktiv an gesunde Ernährung heran. Dabei kann das gemeinsame Gespräch über die **Ernährungspyramide** hilfreich sein, die auch als Poster an der Kühlschrank-tür informativ, aber durchaus auch dekorativ wirkt.

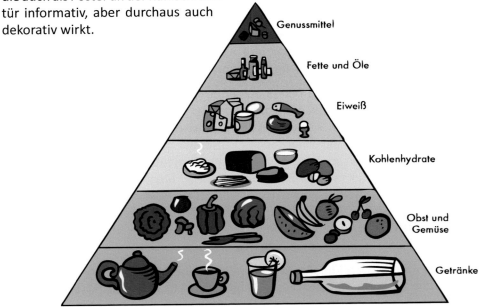

Ernährungspyramide

Sport in der Pubertät

Eine abgestimmte körperliche Aktivität im Jugendalter ist sowohl für Mädchen wie für Jungen eine Grundvoraussetzung für eine optimale und langanhaltende körperliche Mobilität bei guter Knochenfestigkeit. Der Knochenaufbau und die Knochenstabilität werden immer durch die auf sie einwirkenden Muskelkräfte gesteuert. Vor der Pubertät gibt es zwischen Jungen und Mädchen wenig Unterschiede zwischen der Kraft und der körperlichen Leistungsfähigkeit. Sowohl Jungen als auch Mädchen legen während der Pubertät vergleichsweise stark an Muskelmasse und Muskelkraft zu. Allerdings nimmt die Anzahl an Muskelzellen bei Jungen deutlich stärker zu, bei den Mädchen dagegen auch die der Fettzellen. Obwohl sowohl Jungen als auch Mädchen während der Pubertät stärker werden, sind es diese realen geschlechtsspezifischen Unterschiede, die Jungen einen physischen Vorteil hinsichtlich ihrer Kraft und Belastbarkeit für körperliche Beanspruchung verleihen.

In den letzten Jahren hat sich aber etwas getan im Hinblick auf Mädchen und Sport: Mehr Mädchen begeistern sich für Mannschaftssportarten wie Fußball, Handball und Hockey und sind dort auch sehr erfolgreich. **Von den meisten Mädchen wird Sport aber ab der Pubertät nur mehr in sehr geschlechtsspezifischer Weise genutzt.** Insgesamt sind Mädchen in der Pubertät jetzt mehr als Jungen unterschiedlichen Sinnorientierungen des Sporttreibens gegenüber aufgeschlossen, wobei emotionales Erleben und soziale Kontakte eine große Rolle spielen.

Mädchen in der Pubertät verlassen die Sportvereine

Es ist eine bekannte Tatsache, dass Mädchen, die in der Pubertät intensiv Sport treiben, über die Zunahme an Körperkraft ihren veränderten Körper auch als potent erleben, Vertrauen in die eigenen Fähigkeiten entwickeln und in der Konsequenz über ein deutlich besseres weibliches Körperbild verfügen. Nach Erhebungen des Robert-Koch Instituts zur körperlichen Aktivität von Jugendlichen ist aber **die Anzahl der Mädchen zwischen 14–17 Jahren mit geringer körperlicher Aktivität doppelt so hoch wie die der gleichaltrigen Jungen.** Viele Mädchen verlassen ab der Pubertät die Sportvereine, sie bevorzugen jetzt eher Sportarten ohne Gegnerinnen und ohne Wettkampfcharakter wie Reiten, Kunstturnen, Eislaufen, Tanzen. Das muss Ursachen haben, wenn es in der Pubertät offensichtlich keine primäre weibliche Entwicklungsaufgabe mehr ist, mit Hilfe des Körpers die Umwelt kraftvoll zu gestalten oder gar Hierarchien auszuhandeln. Weil es in der Pubertät zu einer Sexualisierung des Körpers kommt, verlieren Mädchen häufig das Interesse an schweißtreibenden und die Inszenierung des eigenen Körpers gefährdenden Sportarten. Auch die Erfahrung der Unzulänglichkeit und Peinlichkeit, den eigenen Körper unter den Blicken der Jungen im koedukativen Sportunterricht am Stufenbarren demütigen zu müssen, kann sich bei Mädchen sehr tief ins Unterbewusste eingraben. Und weil sie für die Wertschätzung unter Gleichaltrigen an Bedeutung verliert, ist für viele Mädchen in der Pubertät die sportliche Leistung plötzlich nicht mehr attraktiv.

Hmmmmmm.......also ich würde sagen die meißten Mädchen die sowas machen haben einen sehr starken Charakter und das mögen viele Jungs einfach nicht oder kommen nicht damit klar.
Ich Persönlich stehe auch mehr auf Mädchen die ruhig und Schüchtern sind.
Und manche Jungs mögen es auch einfach nicht wenn Mädchen zu Muskulös oder zu stark sind/wirken das kommt selten mal gut rüber das das nicht besonderst Weiblich aussieht.
Es stehen halt nicht viele auf Mädchen mit Muskeln oder welche die ZU Sportlich sind viele mögen z.B. ganz Normale oder auch zierliche Mädchen

Jungen tauschen sich im Internet über sportliche Mädchen aus

Viele Mädchen in der Pubertät bevorzugen jetzt die Sportarten, die sich in ihrer ganz konkreten Entwicklungssituation zur Stabilisierung ihrer Verunsicherung instrumentalisieren lassen und die ihnen eine Art Schonraum bieten für die notwendige psycho-physische Reorganisation in der Pubertät. Sport, der von vielen Mädchen in der Pubertät jetzt gerne ausgeübt wird, sollte also einen Bezug zu den Entwicklungsaufgaben der jeweiligen Altersstufe haben und sollte dazu beitragen, diese Entwicklungsaufgaben einer Lösung zuzuführen.

Beispiel 1: Tanzen – Zumba – Hip Hop – Energy Dance

Das gesellschaftlich akzeptierte weibliche Körperideal steht häufig genug im Widerspruch zu dem sich entwickelnden weiblichen Körper in der Pubertät. Wenn denn Leistung und Konkurrenz jetzt also für viele Mädchen im Sport eine untergeordnete Bedeutung haben, die Körperakzeptanz dagegen zu einer wichtigen Facette des sexuellen Selbstbewusstseins wird, entscheiden sich Mädchen unbewusst gerne für figurformende Sportangebote im geschützten, weil geschlechtshomogenen Rahmen.

Tänzerische Sportarten wie Tanzen – Zumba – Hip Hop – Energy Dance sind natürlich der Körperertüchtigung genauso förderlich wie Wettkampfsportarten und sie lassen Mädchen spüren, wo der eigene veränderte und oftmals schlaksige Körper anfängt und wo er aufhört. Außerdem unterstützen sie durch spezifische Körperinszenierungen die Kombination von männlich-athletischen Elementen mit weiblich-verführerischen Elementen und tragen so zur Festigung eines weiblichen Körperbildes bei.

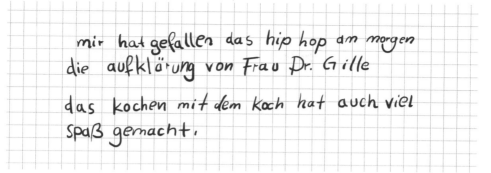

mir hat gefallen das hip hop am morgen
die aufklärung von Frau Dr. Gille

das kochen mit dem Koch hat auch viel
Spaß gemacht.

Kommentar nach einer Projektwoche „Ich bin ok so wie ich bin" in einer Hauptschule

Über die Erfahrung, den Körper ästhetisch-tänzerisch präsentieren zu können, wächst also die Körperakzeptanz. Musik und tänzerische Aktivitäten können darüber hinaus zu einer Reduzierung von Angst und Depression beitragen. Und auch wenn es nicht bei allen Mädchen primär um eine Gewichtsreduktion geht: Tanzen als eine ausdauerorientierte körperliche Aktivität hat nebenher natürlich auch einen gewichtsreduzierenden Effekt – Zumba verbrennt pro Stunde etwa 1000 kcal.

Beispiel 2: Reiten – das Pferd zwischen Puppe und Partner

Der **Reitsport** ist ein ideales Refugium für pubertierende Mädchen. Aus fast jeder Beschäftigung mit dem Pferd können Mädchen Lösungsangebote für viele ihrer Entwicklungsprobleme ziehen. Da geht es zum einen natürlich um **Körperertüchtigung**. Zum anderen kann durch die **Beherrschung** des großen, starken Lebewesens Pferd in vielerlei Hinsicht **Durchsetzungsfähigkeit** erprobt werden, **Befriedigung von Ehrgeiz durch Leistung** lässt sich erfahren.

Darüber hinaus können Mädchen ihre Wünsche nach **„Versorgen"** und **„zärtlicher Zuwendung"** befriedigen. Putzen, Striegeln, Füttern und Schmusen nutzen den Gefühlsbedürfnissen von Mädchen und Pferd gleichermaßen. Für Pferdemädchen ist das Pferd der „beste Freund", weil es ihren Wunsch nach Zuneigung, Zärtlichkeit, Geborgenheit, Treue befriedigt, wonach Mädchen sich unbewusst sehnen und was Jungen meistens (noch) nicht aushalten können. Über den Einsatz traditioneller weiblicher Attribute wie Fürsorge und Empathie erleben Mädchen durch die gleichzeitige kraftvolle Betätigung beim Reiten das Gefühl von Stärke.

Außerdem unterstützt der Pferdestall den **Ablösungsprozess vom Elternhaus**. Mädchen können im geschützten Rahmen und durch einen weiterhin ritualisierten Tagesablauf mit Unterstützung und Anleitung selbständig werden.

Nicht von ungefähr sind die Reitställe ein Hort pubertierender Mädchen vom Beginn der Vorpubertät bis zum Kennenlernen des ersten Freundes – das Pferd zwischen Puppe und Partner. In dieser Übergangszeit befriedigen Mädchen ihre emotionalen Bedürfnisse durch die Beschäftigung mit dem Pferd, das in Mädchenbüchern fast immer ein Hengst ist („Der schwarze Hengst und das blonde Mädchen"). Der Anteil der Frauen, die über die Pubertät hinaus mit unverminderter Begeisterung dem Pferdesport treu bleiben, ist jedenfalls sehr gering.

Muslimische Mädchen und Sport

Ein spezieller Aufklärungsbedarf hinsichtlich der Teilnahme am Sport existiert bei den **Mädchen aus muslimischen Familien**. Wenn Mädchen aus traditionell muslimischen Familien stammen, dann gilt ab der Pubertät ein strenges Verhüllungsgebot, was die sportliche Betätigung stark einschränkt, vom Schwimmen ganz zu schweigen. Sport während der Menstruation ist verboten, weil dadurch angeblich die Fruchtbarkeit gefährdet ist. Aber auch bei Mädchen aus Familien, bei denen der Integrationsprozess weitgehend erfolgreich war, besteht die feste Überzeugung, dass beim Sport das Jungfernhäutchen reißen könnte und damit die Familienehre beschädigt wird, wenn das Mädchen dann in der Hochzeitsnacht nicht blutet. Deshalb werden Mädchen oft vom Sport- und Schwimmunterricht ferngehalten. Hier gilt es, diesen Mädchen (und deren Müttern!) durch Information und Aufklärung zu einem aufgeklärten Verhältnis zu ihrem Körper und seiner Fähigkeit und Belastbarkeit zu verhelfen.

Leistungssport, Stress und Funktion des Eierstocks

Extremer Leistungssport kann bei Mädchen und jungen Frauen zu Funktionsstörungen der Eierstöcke führen mit einer Verzögerung des Menarcheeintritts bis nach dem 16. Lebensjahr. Bei anhaltender sportlicher Belastung und Gewichtsreduktion kann es trotz erfolgter Menarche auch wieder zum kompletten Ausbleiben der Regelblutung kommen. Das ist nicht nur im Hinblick auf die Fruchtbarkeit bedenklich, sondern hat auch Konsequenzen für den Knochenaufbau. Besonders gefährdet ist hier die pubertäre Leistungssportlerin und vor allem in mit einem niedrigen Körpergewicht verbundenen ästhetischen und Ausdauer-Sportarten, da die Menstruation unterhalb eines bestimmten Körpergewichtes gar nicht erst eintritt oder wieder wegbleibt (s. Der weibliche Zyklus – Monat für Monat für Monat S. 66). Und jede längerdauernde Entwicklungsverzögerung in dieser Lebensphase kann die Knochenentwicklung bis hin zu einer manifesten Osteoporose stark beeinträchtigen. Betreuende Sportärzte werden diese als **Triade des Leistungssport** treibenden Mädchens (Ausbleiben der Regel, Essstörungen und Osteoporose) bekannten Symptome und damit die Ernährung sowie die evtl. notwendige Substitution mit Östrogenen, Kalzium und Vitamin D im Auge haben.

Generell sollte davor gewarnt werden, junge Mädchen in der Pubertät um jeden Preis zu Höchstleistungen zu trainieren. Mädchen, die eine Scheu haben vor den Eckpfeilern des Erwachsenwerdens – vor den körperlichen weiblichen Veränderungen, vor der Ablösung vom Elternhaus und vor der Sexualität – lassen sich u. U. bereitwillig von ehrgeizigen Trainern für Vereinsziele instrumentalisieren, wodurch typische Entwicklungsprobleme keiner wirklichen, sondern einer imaginären Lösung zugeführt werden.

Fazit
Während Jungen in der Pubertät gerne ihren Körper prahlerisch zur Schau stellen und in Mannschafts- und Wettkämpfen Hierarchien aushandeln, bezwecken viele Mädchen mit der sportlichen Betätigung eine Stabilisierung ihrer altersentsprechenden körperlichen Verunsicherung und ihrer psychischen Bedürfnisse. Wenn Mädchen aufgrund spezifisch weiblicher Entwicklungsaufgaben in der Pubertät spezifisch weibliche Körper- und Bewegungserfahrungen bevorzugen – so what? Hauptsache sie bewegen sich. Wenn Mädchen also die Möglichkeit haben, durch Sportarten, die sie in der Pubertät gerne ausüben, nicht nur der funktionellen Muskel-Knochenmasse einen Dienst zu erweisen, sondern auch wieder Ordnung in ihrem veränderten Körper zu schaffen und darüber hinausgehende Bedürfnisse nach sozialen Kontakten befriedigen zu können, dann werden sie auch weniger Gefühle von Ohnmacht oder Überforderung erleben. Und es ist zu erwarten, dass sich von dieser Basis einer stabilen Grundsicherheit im Körper konkrete Auswirkungen auf ihre Gesundheit und ihre Handlungskompetenz ableiten lassen.

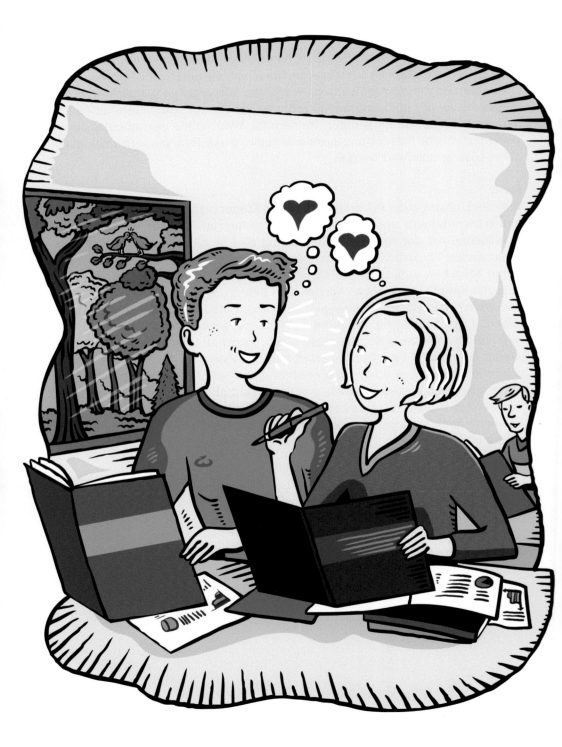

Keine Ahnung, ob das Liebe ist – Junge Mädchen und Sexualität

Nie zuvor hatte eine junge Generation einen so unverstellten Zugang zu sexuellen Informationen sowie zu Schutz- und Verhütungsmitteln. Und nie zuvor hat sich eine Generation schon in dieser Lebensphase so betont selbstbewusst, aktiv, cool und mobil verhalten können. Junge Mädchen haben heute ohne Frage von den Errungenschaften einer engagierten Frauenbewegung profitiert, sie haben einen nie dagewesenen Spielraum zu ihrer persönlichen Entfaltung und dank der Pille Möglichkeiten zu sexueller Erfahrung. Aber sind deswegen alle Probleme überwunden? Oder werden vielleicht doch auch wieder nur alte Probleme durch neue Zwänge ersetzt oder gar verstärkt?

Tipps zur Gestaltung ihres Liebeslebens werden den Jugendlichen überreichlich in den Medien angeboten. Wir haben es mit einer medienerfahrenen Generation zu tun, die vieles gehört hat, aber trotzdem weniges einordnen kann. Denn führen etwa die Beziehungsmuster in Soaps, die Rollenklischees in Filmen, die perfekten Körper in Videoclips, die Superstars als Vorbilder und die Propagierung von Sex als Muss für Winner-Typen zu einigermaßen verlässlichen Informationen? Zu wissen, wie man angekettet im Kopfstand zum Orgasmus kommt, heißt eben nicht, dass sich damit ganz persönliche Fragen, die sich in diesem Alter stellen, beantworten lassen.

Die Sinnaspekte von Sexualität

Sexualität ist ein Grundbedürfnis eines jeden Menschen nach körperlich-sinnlichem Lustempfinden, nach Nähe, Selbstvergewisserung und Bestätigung. Sie begleitet uns mit ihren vier Sinnaspekten [11] ein Leben lang mit durchaus **unterschiedlicher individueller, geschlechts- und lebensphasenspezifischer Gewichtung oder Ausprägung**.

Die Sinnaspekte der Sexualität

- **Der Identitätsaspekt:** sich als Individuum als liebenswert zu erfahren / geliebt zu werden und darüber ein stabiles Selbstwertgefühl zu entwickeln
- **Der Beziehungsaspekt:** Beheimatet zu sein in einer Beziehung zu einem anderen Menschen und die Gewissheit zu erfahren, nicht allein zu sein
- **Der Lustaspekt:** Sexualität als tiefe, ausgeübte Lust im Zusammensein mit einem geliebten Menschen zu erleben
- **Der Fortpflanzungsaspekt:** Zeugung und Geburt eines Kindes und damit Gründung einer eigenen Familie

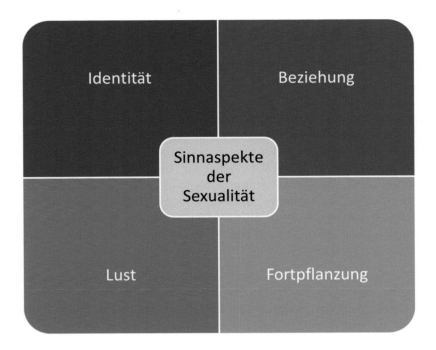

Den Identitätsaspekt und den Beziehungsaspekt fordern Kinder von Anfang an ein, auch der Lustaspekt ist angeboren und sollte entwicklungsbegleitend erzieherisch gestaltet werden. Der Fortpflanzungsaspekt dagegen wird erst unter dem Einfluss der geschlechtsspezifischen Sexualhormone in der Pubertät relevant.

Die psychosexuelle Entwicklung von Mädchen

Pubertät und Adoleszenz sind die lebensgeschichtlichen Phasen, in der Körperlichkeit und Sexualität zu zentralen Themen werden und in denen Mädchen ein positives, lustvolles Verhältnis zu ihrem Körper und zu ihrer Weiblichkeit entwickeln können.

In der **Kindheit** genießt das Mädchen Schutz und Geborgenheit durch die Ordnungsmacht der Eltern. An der Schnittstelle zwischen Kindheit und Erwachsensein durchläuft das Mädchen bei Gewährung des dafür notwendigen Schonraums eine wichtige Phase intensiver psycho-physischer Umgestaltung. Die psychosexuelle Entwicklung beginnt für Mädchen also nicht mit dem ersten Freund und mit dem ersten Geschlechtsverkehr. Viele aufeinander folgende und miteinander verwobene Entwicklungsschritte sollten dem „1. Mal" vorausgegangen sein, ein Mindestmaß an eigener Identität als wichtigste psychologische Voraussetzung für Intimität sollte erworben sein, wenn mit der Aufnahme sexueller Beziehungen eine Entwicklung in Richtung Autonomie eingeleitet werden soll.

In einem ersten Schritt erfolgt die **Loslösung von den primären Liebespersonen, den Eltern,** die bis zum Ende der Kindheit Objekte kindlicher Liebe sind, die Schutz gewähren und Macht haben. Mit der Pubertät muss dieses idealisierte Elternbild nach und nach aufgegeben werden. **Mädchenfreundschaften** bekommen als Übergangsstadium jetzt einen wichtigen Stellenwert. Die Beziehung zu einer gleichaltrigen Freundin, mit der sie Phantasien und Geheimnisse teilt, erhält eine große Bedeutung. Darüber hinaus gewährleistet der enge Anschluss an eine Freundin als bestätigende Gleiche ein Gefühl von Sicherheit.

In einer Phase der Schwärmerei und der libidinös besetzten Phantasien pflegen die meisten Mädchen dann zunächst eine imaginäre Beziehung – Mädchen verlieben sich in den neuen Referendar oder in den Sänger einer Boygroup – und manchmal verlieben sie sich auch gleich in zwei Jungen auf einmal. In der Phantasie kann man sich Dinge trauen, die man in der Realität niemals wagen würde, man muss sich nicht wirklich bewähren und man kann vor Zurückweisung sicher sein.

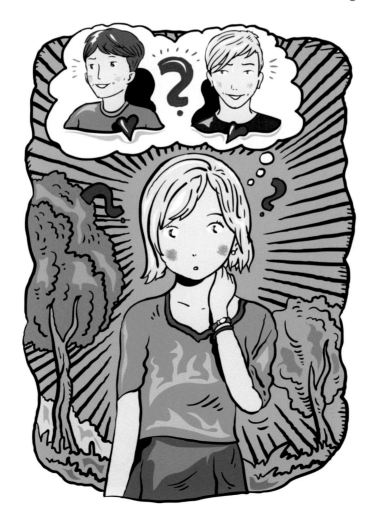

Diese Phase der psychosexuellen Entwicklung mündet dann meistens in der Aufnahme einer **Beziehung zu einem Jungen**, häufig zunächst noch unter dem Schutz der Gruppe. Mädchen in dieser Phase ihrer psychosexuellen Entwicklung betreiben das Spiel mit der Erotik zunächst noch in der Form, dass eine Distanz zur geliebten Person notwendig ist, um das Spiel von Annäherung und Entfernung, um die Wirkung von Gesten, Blicken und Worten aus sicherer Warte austesten zu können.

Auch für den Erwerb einer belastbaren libidinösen Identität als Mädchen wären jetzt ein paar Jahre der ungestörten Entwicklung sinnvoll. Die aber werden von der Gesellschaft nicht mehr gewährt. Über die Medien wird ein Umgang mit Sexualität ins Scheinwerferlicht gezerrt, der die altersspezifischen Triebansprüche von Mädchen nicht respektiert: das ihrem Entwicklungsstand zumutbare Tempo in der Gestaltung von Kontakten und Beziehungen, ihre stärkere Betonung des Kommunikations- und Beziehungsaspektes der Sexualität, ihr ausgeprägtes Gespür für Konflikte und Verletzungspotentiale.

Dornröschen darf nicht mehr schlafen – Die erwachende Sexualität und ihre Perzeption

Sie kennen das Märchen von Dornröschen, das als **das Initiationsmärchen der Mädchenentwicklung** gilt? Dann erinnern Sie sich sicher daran, dass Dornröschen an ihrem 15. Geburtstag (heute wäre es sicher der 12. Geburtstag) die

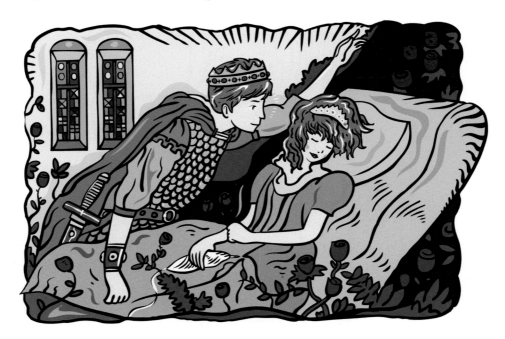

weitere Umgebung des Schlosses erkundet und dabei in eine Turmkammer kommt, wo eine alte Frau spinnt. Dornröschen sticht sich an einer Spindel und blutet – poetischer lässt sich der Eintritt der Menarche nicht beschreiben. Daraufhin fällt Dornröschen in einen hundertjährigen Schlaf, beschützt von einer großen Dornenhecke. Weil aber die Sage von dem schönen schlafenden Dornröschen durchs Land ging, kamen immer wieder Königssöhne und versuchten, durch die Hecke zu dringen, in der sie aber hängen blieben und eines jämmerlichen Todes starben. Nach 100 Jahren näherte sich aber wieder ein Königssohn dem Schloss. Die Dornenhecke hatte sich in „schöne große Blumen" verwandelt, die sich auseinandertaten und ihn hindurchließen. Als er Dornröschen mit einem Kuss berührte, schlug es die Augen auf und die Hochzeit wurde gefeiert. Hier endet dann das Märchen...

In der Wirklichkeit wird der weibliche Körper jetzt attraktiv und schon früh bewertend kommentiert – Sexualität wird also an einem Mädchen entdeckt, lange bevor sie sich in ihr selber widerspiegelt. Mädchen begreifen sehr schnell den Zusammenhang zwischen äußerlicher Attraktivität und Erfolg, denn sie machen jetzt die Erfahrung, dass Jungen einen schönen Körper vorziehen. Erfolgreich ist jetzt das schöne Mädchen, das bei den Jungen beliebt ist, und einzelne Mädchen stellen ihren Körper auch früherwachsen zur Schau, um so auf ihre Art Interesse an Kontakten zu signalisieren. In diesem Gefallenwollen gründet sich für Mädchen die Verführung, sich zurückzunehmen, sie interessieren sich für die Hobbys des Jungen und unterstützen damit deren Dominanzverhalten, dabei trennen sie sich von eigenen potenten Anteilen.

Hier hat die Emanzipation die Gene noch nicht erreicht. Und Astrid Lindgren war sicher gut beraten, dass sie ihr Powermädchen Pippi Langstrumpf niemals hat in die Pubertät kommen lassen...

Sexuelle Triebimpulse werden geschlechtsspezifisch wach

Jungen erreichen im Gegensatz zu den Mädchen ihre Fortpflanzungsfähigkeit (= 1. Samenerguss) häufig schon, bevor ihre eigentliche körperliche Entwicklung, d. h. die Ausgestaltung eines männlichen Körpers mit Bartwuchs, Stimmbruch, Scham- und Achselbehaarung einsetzt. Es besteht also ein direkter enger Zusammenhang zwischen dem Anstieg des männlichen Geschlechtshormons Testosteron im Blut und dem Auftreten nächtlicher Samenergüsse, masturbatorischer Handlungen und sexueller Neugierde. Auch Jungen in der Pubertät sind zarte Geschöpfe mit vielen verwirrenden Gefühlen. Aber für Jungen steht der Beginn der Pubertät durch den Samenerguss in direktem, engem Zusammenhang mit dem Lustaspekt der Sexualität, der ungebärdig an ihm selbst sich Ausdruck verleiht und zu einem gesellschaftlich geschätzten Potenzzuwachs im umfassenden Sinne führt. Während also beim Jungen die Verknüpfung von Fortpflanzung und Lusterleben biologisch gegeben ist, ist sie beim Mädchen komplizierter angelegt.

Dem **Mädchen** wächst, anders als dem Jungen, die Fortpflanzungsfähigkeit (= 1. Regel) erst nach Ablauf der körperlichen Entwicklung zu, d. h. erst nach dem Wachstumsschub und erst nach der Entwicklung einer weiblichen Figur. Aufgrund dieser auffälligen Körperveränderungen erfahren Mädchen eine von außen an sie herangetragene Sexualisierung ihres Körpers, die noch wenig Beziehung hat zu ihren eigenen Gefühlen – Sexualität wird an ihr entdeckt, bevor sie sie selber für sich entdeckt.

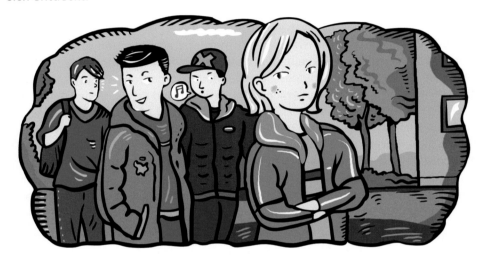

Denn die 1. Regel als Symbol für die weibliche Pubertät hat keine wirklich sexuelle Qualität, sondern lenkt das Interesse der Mädchen zunächst ins Körperinnere. Die mit der 1. Menstruation immer auch verbundenen sexuellen Ahnungen werden überlagert durch die Fokussierung auf ein Hygieneproblem, manchmal auch auf eine Hygienekrise. Darum brauchen Mädchen länger Zeit, sexuelle Empfindungen aufzuspüren und zuzulassen. Weibliche Sexualität wird also zunächst weg vom Lustaspekt der Sexualität hin zum Fortpflanzungsaspekt verschoben. Demgegenüber überlagert beim Jungen das Lusterleben beim ersten Samenerguss dessen Bedeutung als Beginn der Zeugungsfähigkeit. Und so etwas wie Kinderwunsch wird Jungen noch lange verborgen bleiben.

Auch Mädchen in der Pubertät sind neugierig auf das, was Liebe und Sexualität zu bieten haben. Dabei sind sie aber zunächst erfüllt vom Beziehungsaspekt der Sexualität, d. h. von der Sehnsucht nach einer symbiotischen Liebe voller Zärtlichkeit, durch „Dick und Dünn" und für „Immer und Ewig". Über viele aufeinander folgende und miteinander verwobene Entwicklungsschritte müssen Mädchen nun hinüberwechseln zu dem von libidinösen Impulsen geprägten Werben eines jungen Mannes.

Wann finden Sie das man mit einem Jungen schlafen sollte (dürfte)

Das gelingt den Mädchen unterschiedlich gut. Die selbstwertsteigernde Erfahrung, begehrenswert zu sein, verführt insbesondere Mädchen aus problematischen Herkunftsfamilien oder wenn kein stabilisierendes Elternhaus mehr besteht, den ersten Geschlechtsverkehr als psychologische Anpassungsleistung an ihre Sehnsucht nach Zärtlichkeit, Liebe und Jemandem-etwas-bedeuten zu akzeptieren. Auch dem inflationären gesellschaftlichen Umgang mit Sex in den Medien können sich manche junge Mädchen kaum entziehen, die sexuelle Erfahrung Gleichaltriger wird häufig grandios überschätzt. Und Mädchen sind irritiert, wenn es Jungen drängt, ihre Gefühle in einer stark vom Lustaspekt der Sexualität geprägten Weise zum Ausdruck zu bringen.

Während die meisten Mädchen die Sexualität nicht losgelöst von Gefühlen / Beziehung / Partnerschaft sehen, begreifen junge Männer Sexualität durchaus als etwas Eigenständiges, das losgelöst vom Beziehungskontext gelebt werden kann. Viele Jungen tun sich auch deshalb zunächst schwer damit, Gefühle zuzulassen, weil sie damit wenig Erfahrung haben und weil es sie abhängig und verletzbar macht. Die Pose der Männlichkeit, vielleicht auch Unsicherheit und Versagensangst angesichts des abenteuerlichen Neulands zwingt sie, Gefühle nicht zu intensiv zuzulassen und von Gefühlen nicht zu intensiv in den Bann gezogen zu werden. Ja sie fürchten sich manchmal regelrecht davor, gefühlsmäßig bei einem Mädchen „hängen zu bleiben".

Warum wollen die meisten Jungen nur einmal mit einem Mädchen schlafen und lassen es dann links liegen?

Gleichwohl spüren die meisten Jungen, dass sie auf Mädchen angewiesen sind. In ersten sexuell motivierten Beziehungen von Jungen können Wünsche nach emotionaler Nähe oft noch nicht zugegeben und kommunikativ verarbeitet werden. Wie eine sexuelle Stimmung im umfassenden Sinne entstehen kann, das lernen die meisten Männer erst im Laufe ihrer sexuellen Entwicklung. Und dass viele dieser Jungen später, wenn sie die Wirren der Pubertät überstanden haben, ihre Sexualität möglicherweise stärker als die Männer früherer Generationen an eine feste Liebesbeziehung binden werden, löst das Problem der Mädchen aktuell nicht.

Aufgrund dieser Widersprüche im Heranwachsen von Jungen machen Mädchen immer wieder enttäuschende Erfahrungen.

Hallo!

Mein Anlass des Schreibens ist wie folgt: ich habe mich vor 3½ Monaten in einen super süßen Jungen verliebt. Eine Woche später waren wir auch zusammen. Daraufhin bin ich zum Frauenarzt gegangen und habe mir die Pille geholt, aber jetzt ist alles vorbei und ich weiss nicht, was ich machen soll. Es ist zwar schon etwas über 1 Monat her, aber ich weiss einfach nicht, was ich machen soll. Ich liebe ihn doch! Könnt Ihr mir vielleicht einen Rat geben, was ich machen soll?

„Wann fängt denn das an, dass das schön ist?"

Auch wenn ein junger Mann nur Sex möchte, d. h. seiner Lust nachgehen will, ist diese doch automatisch mit der Fortpflanzung verbunden. Beim Mädchen aber ist dieser Zusammenhang nicht zwangsläufig gegeben.

Lust- und Fortpflanzungsorgane (Klitoris und Vagina) sind beim Mädchen weitgehend entkoppelt. Die Scheide der Frau ist nur in ihrem unteren Drittel mit sensiblen Nerven versorgt, die oberen 2/3 verfügen über nahezu keine Berührungsnerven (ein korrekt platzierter Tampon ist nicht zu spüren!). Das hat den Sinn, dass eine Geburt nicht unnötig schmerzhaft ist, hat aber auch die Nebenwirkung, dass der penetrierende Geschlechtsverkehr für viele Frauen eher wenig mit sexueller Lust zu tun hat – weniger als 1/3 aller Frauen kommt durch Vaginalsex zum Orgasmus. Ist für einen Mann die Masturbation nur eine Ersatzbefriedigung, ist sie für Frauen eine eigenständige Form der Sexualität. Der Begriff Vorspiel entstammt daher männlichen Vorstellungen von Sexualität, aus weiblicher Sicht ist das Vorspiel Sex nach den anatomischen Gegebenheiten von Mädchen und Frauen.

In den letzten Jahren erleben wir eine zunehmende Sexualisierung der Jugendkultur. Ein adäquater Schonraum, um die körperlichen Veränderungen und erste Erfahrungen in Ruhe psychosozial zu verarbeiten, existiert kaum noch. Wenn zudem das Verständnis von Sexualität traditionell eher von männlichen Bedürfnissen bestimmt ist, dann ist es für Mädchen nicht leicht, in diesem Umfeld erwachsen zu werden.

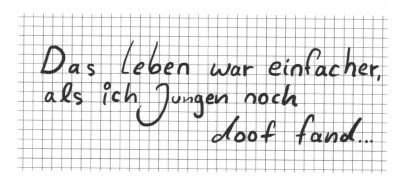

Konflikt auslösend ist zusätzlich die Tatsache, dass Mädchen im Alter von 13–16 Jahren häufig für um Jahre ältere Jungen schwärmen. Die dann 16–20-jährigen jungen Männer missdeuten in ihrer genital ausgereiften Sexualität das Werben der Mädchen. Und so scheitern frühe Beziehungen allzu oft an diesen Missverständnissen.

Im Nachhinein schätzen 31 % der Mädchen den Zeitpunkt ihres ersten Geschlechtsverkehrs als zu früh / viel zu früh für sich ein [1].

Und immer wieder ist Erwachsenwerden deshalb für Mädchen gleichbedeutend mit unbefriedigenden sexuellen Erlebnissen, unter denen sie leiden. Das sollte so nicht mehr sein.

Hallo,

Ich habe ein kleines Problem. Es geht um das Thema Orgasmus. Mein Freund und ich schlafen schon 6 Monate zusammen. Aber bei mir tut sich überhaupt nichts. Woran liegt das? Ich bin 15 Jahre und habe mir Sex immer toll vorgestellt. Ich zweifel jetzt ganz schön dran. Meinem Freund gefällt es immer. Mir nicht. Am Anfang war alles neu und aufregend aber jetzt könnte ich am ① Liebsten ganz auf Sex verzichten, aber es gibt ja noch meinen Freund.

Ich gebe mir immer die Schuld dran, das macht mich auch fertig. BITTE gib mir einen Rat - und schreibe bitte schnell zurück. DANKE schon im Voraus

Es sollte sich kein Mädchen mehr als sexuell unzulänglich verstehen müssen, nur weil …

- … sie sich noch zu jung für Sex fühlt
- … Liebe für sie eine unabdingbare Voraussetzung für Sex ist
- … der Orgasmus für sie nicht das einzige oder wichtigste Ziel einer sexuellen Begegnung ist
- … sie eine andere Art der sexuellen Stimulation der Penetration vorzieht

Es gibt also viele gute Gründe für Mädchen, mit dem 1. Mal zu warten, bis sie etwas älter und reifer geworden sind und der körperlich-seelische Gesamtkontext stimmt. Das bestätigen auch die Umfrageergebnisse der Bundeszentrale für gesundheitliche Aufklärung [1]: Je älter die Mädchen und je vertrauter sie mit dem ersten Sexualpartner waren, umso häufiger gaben sie an, dass sie das „Erste Mal" als „etwas Schönes" erlebt hatten.

Aber ist so zu argumentieren nicht reaktionär? Nein, nein! Es steht im Gegenteil wieder an der Spitze des Fortschritts: Seit naturwissenschaftliche Wissenschaftsdisziplinen wie die Neurobiologie und die Genetik die Natur der menschlichen Sexualität entschlüsseln können, stellen sich die hormonell und genetisch bedingten Unterschiede von Mädchen und Jungen als nur schwer veränderbare Einflussgrößen dar. Frauen und Männer sind, was ihre Sexualität angeht, tatsächlich rosa und hellblau, und in der Pubertät sind Mädchen und Jungen besonders rosa und besonders hellblau. Weibliche und männliche sexuelle Kompetenzen liegen auf unterschiedlichen Ebenen und – wenn gleichermaßen wertgeschätzt – gehört genau das zu den spannenden Polen menschlicher Existenz.

Jugendsexualität heute

Mit dem säkularen Trend zur Vorverlegung der körperlichen Reife in immer jüngere Jahrgänge liegt das mittlere Menarchealter z. Zt. bei 12,8 Jahren, der frühestnormale Zeitpunkt bei 9 Jahren. Dieses Phänomen wird schon lange in der soziologischen Gesundheitsforschung analysiert, ohne dass wir von pädagogischer Seite realisieren, dass damit in 3. / 4. Grundschulklassen u. U. fertile Mädchen sitzen, die wir mit ihrer Orientierungssuche nicht alleine lassen dürfen. Denn mit dem Anstieg der Sexualhormone im Blut in noch sehr jungem Alter werden eben auch geschlechtsspezifische Triebimpulse früh wach. In der Konsequenz ist Jugendsexualität eine gesellschaftliche Realität.

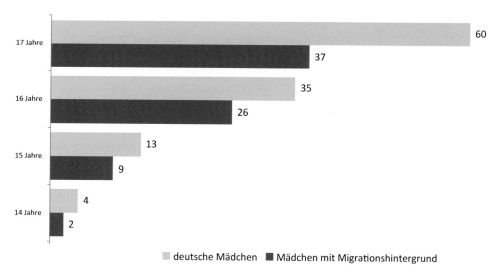

deutsche Mädchen ■ Mädchen mit Migrationshintergrund

Koituserfahrung deutsche Mädchen / Mädchen mit Migrationshintergrund [2]

Heute haben ca. 3 % der Mädchen mit 14 Jahren und jedes 10. Mädchen mit 15 Jahren Geschlechtsverkehr gehabt, viele von ihnen werden ca. 10 weitere Jahre mit passageren Beziehungen experimentieren.

Der Trend zu einer frühen Aufnahme des Geschlechtsverkehrs bei jungen Mädchen ist aber anhaltend rückläufig.
So sind ca. 2/3 der Mädchen mit 16 Jahren und ein Drittel der Mädchen mit 17 Jahren noch Jungfrau mit steigender Tendenz. Die Dr. Sommer Studie 2016 zeigt sogar, dass erst 27 Prozent der befragten 16-Jährigen und 47 Prozent der 17-Jährigen schon einmal Geschlechtsverkehr hatten [6]. **Diese Ergebnisse wider-**

legen die oft wiederholte These, Jugendliche machten immer früher erste sexuelle Erfahrungen.

Overnewsed and underinformed – Sexualität im Internet

Medien bedienen den Informations- und Orientierungsbedarf Jugendlicher in der Pubertät seit eh und je. Da die Medien keinem pädagogischen Auftrag verpflichtet sind, sondern vor allem das Problem von Auflagenhöhe, Einschaltquoten und Usern bedienen, beantworten sie auch alle Fragen, die Jugendliche niemals gestellt haben. Und analog zur Abwärtsspirale, in die das Thema Sexualität in der massenmedialen Vermarktung geraten ist, ist auch in den Jugendmedien die Gangart immer härter geworden.

Wie steht es um die Identifizierungsqualitäten von Informationen aus den Medien und der Werbung?

Kinder und Jugendliche nutzen das Internet intensiv, auch als Informationsquelle zu sexuellen Themen, die meisten erweitern damit ihre persönlichen Erfahrungswelten erheblich. Aber sind Jugendliche durch die Informationen über Videoplattformen auch freizügiger oder frühreifer?

Nein, der inflationäre Umgang mit Sexualität in den Medien bewirkt – von Ausnahmen abgesehen – mitnichten eine moralische Desorientierung Jugendlicher. Die ubiquitäre Verfügbarkeit von sexuellen Themen führt eher zu deren Normalisierung, nicht zu sexueller Verwahrlosung. Videoplattformen ersetzen auch niemals die schulischen oder elterlichen Gespräche, aber mithilfe der Videos wird eine größere Offenheit für diese Themen bewirkt und im Vorfeld eigener konkreter sexueller Erfahrungen das Spiel mit verschiedenen Identitäten und der Austausch darüber innerhalb der Community ermöglicht. Die symbolische Bedeutung von Sexualität mag dadurch vielleicht abgenommen haben, Sexualität selbstverständlicher, banaler geworden sein. Aber Jugendliche merken sehr genau, dass selber verliebt zu sein sich ganz anders anfühlt, und die tradierten Wertvorstellungen werden von ihnen prinzipiell nicht infrage gestellt: Liebe, Treue, Ehe und Familie bestimmen weiterhin ihre moralischen Vorstellungen. Und in allen Jugendstudien übereinstimmend gibt ein hoher Prozentsatz der Jugendlichen an, dass Sex ohne Liebe für sie nicht in Frage kommt.

Andererseits wird die sexuelle Erfahrung Gleichaltriger grandios überschätzt. Auf die Frage, wieviel Prozent der Gleichaltrigen wohl schon sexuelle Erfahrungen hätten, vermuten 15-jährige Jugendliche stets, dass es sicher mindestens 70 %, wenn nicht gar 90 % seien. Das führt bei Jungen zu Leistungsdruck, und viele

Mädchen fühlen sich einem erheblichen Gruppendruck ausgesetzt, wenn sie nicht die letzte Jungfrau des Universums sein möchten. Jugendlichen wird keine Zeit mehr gelassen, ihre individuelle Herangehensweise an Sexualität und Partnerschaft zu entdecken.

Jugendliche und Pornografie

Im Internet finden sich zahlreiche pornografische Angebote (z. B. www.youporn. de/www.teensex.de), die ganz ohne Alterskontrolle für Minderjährige verfügbar sind. Die BRAVO Dr. Sommer-Studie [6] konnte feststellen, dass über die Hälfte der 15-jährigen Jungen pornografische Bilder und Filme gesehen hat. Mädchen nutzen das Internet als neuen Erfahrungsraum hauptsächlich zum Chatten und Flirten, der Umgang mit Pornografie ist massiv gegendert und wird von Mädchen selten genutzt [12].

Bei der in Pornografie dargestellten Sexualität handelt es sich jedoch nicht um ein Abbild „normaler" Sexualität, sondern um eine inszenierte Sexualität, wobei der heterosexuelle Geschlechtsverkehr in verschiedenen Stellungen das dominante Motiv darstellt. Charakteristisch ist außerdem, dass Sex keinen besonderen Anlass braucht, dass er allen Beteiligten immer und überall Spaß macht, dass er meistens zwischen unbekannten oder flüchtig miteinander bekannten Personen und häufig in Anwesenheit anderer Personen stattfindet. Frauen möchten immer, Männer sind in der Regel dominant.

Als Motive für den bewussten Konsum von Pornografie insbesondere von Jungen gelten verschiedene Gründe:

Studienergebnisse verdeutlichen, dass verschiedene Pornografiearten / -inhalte für unterschiedliche Zwecke genutzt werden Während „normale" Pornografie vorrangig der sexuellen Erregung und Masturbation von Jungen dient wie ehedem die Unterwäscheseiten des Otto-Katalogs, wird Pornografie, die ungewöhnliche oder gewalttätige Formen von Sexualität zeigt, einerseits als eine Art Mutprobe genutzt, jeder in der Clique möchte noch einen draufsetzen. Pornografie wird aber auch zur Abgrenzung und Vergewisserung der eigenen Normalität genutzt. Insbesondere Mädchen berichten allerdings häufiger von negativen Emotionen, sie setzen sich kritisch damit auseinander, und angesichts der Demonstration von sexuellen Eigentümlichkeiten wenden sich Mädchen auch verwirrt oder angewidert ab („eklig"). Ungeklärt ist natürlich, inwieweit im Einzelfall früher und intensiver Pornokonsum das Bild von Sexualität und Partnerschaft tatsächlich zu verzerren in der Lage ist. In der Beratungspraxis von Sexualtherapeuten nehmen jedenfalls die Einzelfälle zu, die ein suchtartiges Nutzungsverhalten von Internet-Pornografie erkennen lassen. Dass Jugendliche aber generell sexuell verrohen, lässt sich bisher nicht bestätigen. Im Gegenteil, die BzgA Studie „Jugendsexualität im Internetzeitalter" [13] belegt, dass die befragten jungen Frauen und Männer die medialen Bilderwelten und ihren Realitätsgehalt sehr kompetent bewerten.

Fazit

Die nervösen Irritationen des sexuellen Erwachens sind auch heute noch und in geschlechtsspezifischer Ausprägung mit vielen Unsicherheiten und Schamgefühlen verbunden. Sexuelle Themen aktivieren auch heute noch Reaktionen wie Sorge, Selbstzweifel, Ängstlichkeit und Schüchternheit. Früher und intensiver Pornokonsum mag das Bild von Sexualität und Partnerschaft verzerren, Jugendliche lassen sich aber mehrheitlich nicht durch die Körperbilder in Pornofilmen verunsichern und lehnen diese als nicht wünschenswert und unnatürlich ab. Wenn Eltern Jugendlichen raten, die Sorge zu überwinden, im Leben etwas zu verpassen, wenn man nicht alles mitmacht und sich öfter zu fragen: „Was ist eigentlich wichtig für mich und was nicht?", dann treffen sie bei den weitaus meisten Jugendlichen auf offene Ohren.

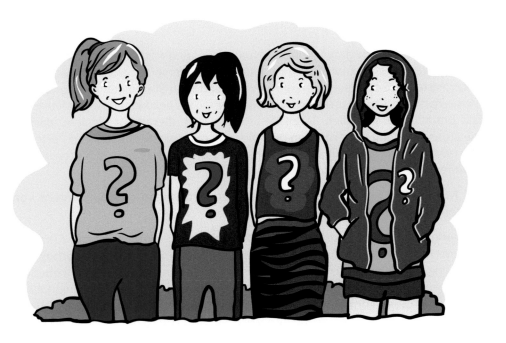

Eine vom Zauber der Erotik befreite platte Nacktheit in den Medien und Sexualpraktiken wie im Rezeptbuch lehnen Mädchen ohnehin ab. Fundiertes Wissen über die Funktionsweise des eigenen Körpers und Zutrauen zu ihren eigenen Gefühlen werden es Mädchen erleichtern, im geschützten Rahmen selbstsicher Entscheidungen zu fällen und dabei nicht auf medieninduziertes Halbwissen, Gruppendruck, Missverständnisse und Fehlinterpretationen angewiesen zu sein.

Ich hoffe, mit diesem Buch für Mütter und mit dem Buch für Töchter „Mädchen fragen Mädchenfragen – Das Buch für Mädchen ab 11 Jahren" dazu beitragen zu können.

Mütter fragen – Mütter wissen

Man hört und liest öfter davon, dass viele Mädchen heute schon so früh mit Sex beginnen. Ist man dazu mit 14 oder 15 Jahren nicht noch zu jung?

Wenn Ihre Tochter die erste Periode bekommt, dann ist das zunächst mal nur ein biologisches Signal, Mädchen sind noch weit davon entfernt, sich als junge Frau zu fühlen und möchten weiterhin Kind in der Familie sein. Trotzdem: Mit dem Anstieg der weiblichen Geschlechtshormone im Blut entsteht bei Mädchen bald auch eine diffuse Sehnsucht nach Nähe und Zärtlichkeit, Mädchen schwärmen ganz konkret für einen nicht wirklich erreichbaren Jungen, und manchmal sind sie auch in zwei Jungen gleichzeitig verliebt.

Dass Sexualität mehr ist als Geschlechtsverkehr, das weiß auch Ihre Tochter. Und natürlich gibt es ganz intensive Jugendlieben. Meistens sind es aber eher die Mädchen, für die der Beziehungsaspekt der Sexualität besonders wichtig ist, wenn sie sich nach einem Freund sehnen. Für die meisten Jungen aber ist Sexualität etwas, das sie sehr direkt körperlich spüren, viele Jungen finden über Sex zur Liebe, während Mädchen oft erst über die Liebe auch zum Sex finden. Das stiftet viel Verwirrung, wenn Mädchen realisieren, dass sie selber ganz anders fühlen und handeln, als das in den Filmen und Zeitschriften dargestellt wird. Und Mädchen empfinden sich dann meistens sehr schnell als sexuell unzulänglich. Gruppendruck, Verunsicherung und der Wunsch, so sein zu wollen wie angeblich die anderen auch, veranlasst viele Mädchen dann, sich etwas zuzumuten, was sie eigentlich noch gar nicht wollen. Oder Mädchen machen ganz hautnah genau die Erfahrungen, vor denen man sie als Mutter gerne bewahrt hätte.

Was kann ich tun?

Vielleicht wirkt das sehr entlastend für Mädchen, die glauben, etwas zu verpassen, weil sie noch nie einen Freund hatten, wenn sie erfahren, dass nach einer Statistik der Bundeszentrale für gesundheitliche Aufklärung [2] von den 17-jährigen Mädchen immerhin noch rund 1/3 Jungfrau sind. Es ist also überhaupt nicht ungewöhnlich und schon gar nicht uncool, wenn man mit dem „1. Mal" noch etwas wartet – anderen Mädchen geht es genauso. Bleiben Sie also im Gespräch mit Ihrer Tochter und halten Sie mit Ihrer Meinung nicht zurück. Möglicherweise lässt es Ihre Tochter offiziell nicht zu, dass Ihre Ansicht richtig sein könnte. Und trotzdem wird es sie bestätigen oder beruhigen, von Ihnen zu hören, dass es wirklich an dem ist, was sie selber eigentlich auch spürt: dass es nämlich Jungen intensiver drängt, ihre Gefühle für ein Mädchen auch sehr stark in einer sexuellen Weise zum Ausdruck zu bringen, und dass es in einer Beziehung wichtig ist, einen gemeinsamen passenden Zeitpunkt zu finden, ohne dass es für einen der beiden abwertend oder ablehnend gemeint ist. Und dass es schon gar nicht sein darf, dass man in einer Beziehung gegen den eigenen Willen etwas tut, nur um den anderen nicht zu enttäuschen.

Mädchen, die zuhause Anerkennung und Geborgenheit erleben und die über Interessen und Hobbys (Sport, Feuerwehr, Musik, Naturschutz) auch noch andere Möglichkeiten für ihr Bedürfnis nach Bestätigung finden, werden sich eher Zeit lassen mit dem „1. Mal".

Bin ich unmodern, wenn ich eigentlich nicht möchte, dass der Freund meiner Tochter bei uns mit übernachtet?

Hier stellt sich allen Eltern irgendwann die Frage nach dem Effekt der sogenannten **„Familialisierung"** der töchterlichen Sexualität: Aufgrund einer gewissen Unsicherheit und Resignation, aber auch aufgrund angeblicher Aufgeklärtheit oder auch unter der Vorstellung „Mein Kind soll es mal besser haben und soll sich nicht auf einer Parkbank herumdrücken müssen" gestatten Eltern ganz offiziell großzügig den Sex im Kinderzimmer. Manche Eltern besorgen die Verhütungsmittel und schütteln hinterher die Bettdecke wieder auf. Und je nach Größe der Wohnverhältnisse stellt die Mutter derweil in der Küche den Mixer auf Dauerlauf. Das mag fürsorglich gemeint sein, ist aber für die Entwicklung der Tochter nicht nur hilfreich. Die Aufnahme sexueller Beziehungen sollte für einen jungen Menschen immer auch ein Zeichen für die Ablösung von den primären Bezugspersonen bedeuten, ein Schritt in ein eigenes Leben, getrennt von den Eltern, selbständig, erwachsen und vor allem auch verantwortlich zu werden.

Was kann ich tun?

Weil der notwendige Schritt der Ablösung von den primären Liebesobjekten Vater und Mutter durchaus auch aufregend und ängstigend ist, spüren viele Mädchen sehr gut, dass sie vielleicht doch lieber abwartend, hinhaltend oder sogar ablehnend reagieren sollten, wenn es um das „1. Mal" geht und sie sich nicht wirklich sicher sind. Vor dieser Auseinandersetzung können Sie Ihre Tochter nicht bewahren. Und wenn Sie eigentlich nicht wirklich möchten, dass der Freund Ihrer Tochter bei Ihnen übernachtet, dann stehen Sie auch dazu, es gibt viele gute Gründe für diese Entscheidung: Erklären Sie Ihrer Tochter vielleicht, dass Sexualität auch sehr viel mit Intimität zu tun hat, und dass Sie sich selber um die Wahrung dieser Intimsphäre als Eltern bemüht haben. Diese gleiche Rücksichtnahme können Sie auch von Ihrer Tochter erwarten, zumal dann, wenn noch jüngere Geschwister mit in der Familie leben.

Scheuen Sie sich auch nicht, Stellung zu beziehen, wenn Sie das Gefühl haben, dass Ihre Tochter eigentlich noch zu jung ist für einen Freund. Auch ob ein Junge sie wirklich ehrlich liebt, lässt sich sicher am besten entscheiden, wenn sie nicht zu schnell mit ihm intim wird. Wenn Sie bisher im Gespräch mit ihr waren, wird der

Gesprächsfaden auch zu diesen Themen nicht ganz abreißen, wenngleich es immer schwerer wird, mit der eigenen Tochter in innerem Kontakt zu bleiben, sobald sie verliebt ist. Mädchen haben aber selber auch ein sehr feines Gespür dafür, was ihnen gut tut, und sie haben den unbedingten Wunsch, sich vor verletzenden Erfahrungen zu schützen. Darauf können Sie als Mutter vertrauen, und zeigen Sie Ihrer Tochter, dass Sie ihr vertrauen.

Fazit

Wann junge Mädchen sexuelle Beziehungen aufnehmen, ob das zu früh geschieht oder nicht, wird im Dialog der Generationen immer strittig bleiben. Aber es kann niemandem egal sein, wenn aus einer brisanten Mischung von Beziehungssehnsucht, Halbwissen und Risikobereitschaft gravierende biographische oder gesundheitliche Konsequenzen entstehen. Immer wieder bedarf es deshalb auch einer behütenden Attitüde, indem man den ganz jungen Mädchen vermittelt, dass sie ihren Gefühlen trauen können und dass sie abwarten dürfen und nicht alles früh ausprobieren müssen.

Weiterführende Literatur

Brochmann, N. / Støkken Dahl, E. (2018): Viva la Vagina. S. Fischer Verlag

Flaake, K. / King, V. (Hrsg.) (2003): Weibliche Adoleszenz. Zur Sozialisation junger Frauen, Beltz Taschenbuch

Weidinger, B. / Kostenwein, W. / Dörfler, D. (2007): Sexualität im Beratungsgespräch mit Jugendlichen. Springer Verlag Wien NewYork

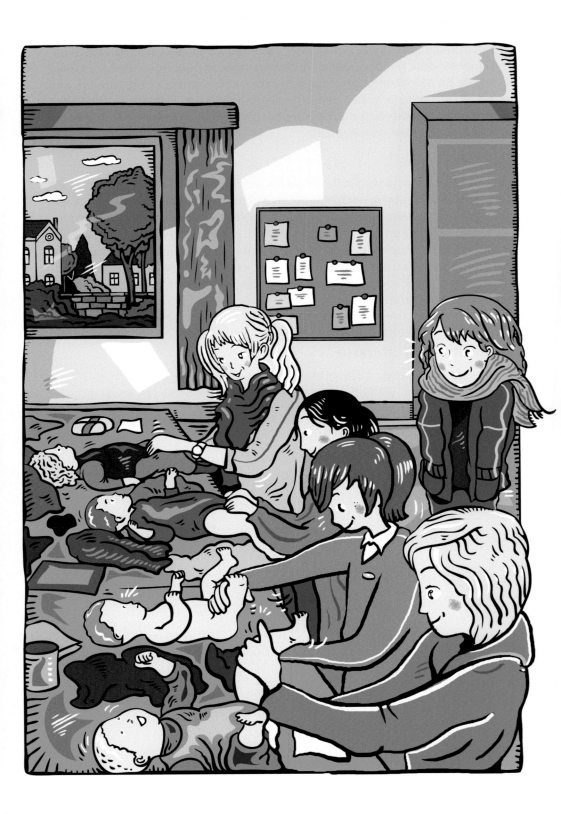

Kinderwunsch, Fruchtbarkeit, Teenagerschwangerschaften

Der Begriff „Fruchtbarkeit" klingt altmodisch, und doch ist er hochaktuell, denn die Fruchtbarkeit ist tief in der weiblichen Biologie verankert und seine biografische Realisierung eines der heiß diskutierten Themen nicht nur in Frauenpresse und Politik.

Junge Mädchen und Kinderwunsch

Das Interesse an kleinen Kindern, an Fruchtbarkeit, Schwangerschaft und Geburt ist in der Pubertät ein drängendes und spannendes Thema speziell für Mädchen. Sie hören gerne, dass und wie neues Leben entsteht und dass sie auch jetzt schon Verantwortung für ein gesundes Kind übernehmen können, indem sie gut geimpft sind oder dafür Sorge tragen, dass sie nicht mal eine starke Raucherin werden oder wissen, wie sehr schon eine geringe Menge Alkohol dem Kind in der Schwangerschaft schaden kann.

Mutterschaft gilt nach wie vor für die meisten Mädchen als sinnerfüllende und identitätsstiftende Möglichkeit der Lebensgestaltung, wenn auch nicht mehr als die einzige. Mädchen äußern diesen Kinderwunsch oft unverhohlen, nehmen an **Babysitterkursen** teil und dekorieren ihr Zimmer oder die Wände des Klassenraums mit Tierpostern von Pferden mit ihren Fohlen. Jungen dagegen bleibt so etwas wie Kinderwunsch noch lange verborgen.

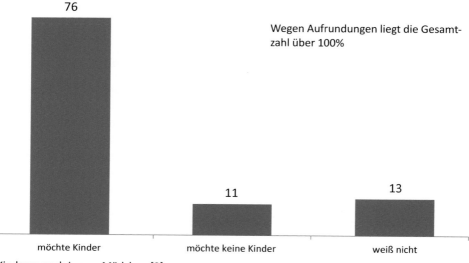

76

Wegen Aufrundungen liegt die Gesamtzahl über 100%

11 — möchte Kinder

13 — möchte keine Kinder

weiß nicht

Kinderwunsch junger Mädchen [2]

Die Annahme des tief in der weiblichen Biologie verankerten Kinderwunsches bedeutet nicht, dass er verwirklicht werden müsste. Die Fähigkeit aber, schwanger zu werden und Kinder gebären zu können, stellt eine einzigartige Potenz der Frau dar, die individuell oder situativ als Glück oder Last, als Vorteil oder Benachteiligung, als Überlegenheit oder als Joch empfunden werden kann. Dies lässt den Kinderwunsch fast immer ambivalent erscheinen, besonders in einer Zeit, in der die Trennung von Sexualität und Fortpflanzung durch eine sichere Kontrazeption die Möglichkeiten zur Selbstverwirklichung erweitert und eine Konkurrenz möglicher Lebensentwürfe real existiert. Alle jungen Mädchen sehen sich heute mit enormen biografischen Anforderungen konfrontiert, die den einen Freiräume eröffnen, die sie für ihre Karriere nutzen können, die anderen setzt das aber auch dem Risiko aus, an dieser Aufgabe zu scheitern. Die Aufforderung zur Karriere, am besten noch in klassischen Männerdomänen, ist jedenfalls nicht für alle Mädchen gleichermaßen umsetzbar oder auch attraktiv. In Zeiten relativer Perspektivlosigkeit für Mädchen mit geringer Schulbildung gilt das umso mehr. Das kann für manche Mädchen wie ein tiefes Ausatmen empfunden werden, wenn sie sich durch ein Kind aus der Welt der rationalen Anforderungen verabschieden können in eine Welt der Emotionen. Dass manche Mädchen dadurch auch tatsächlich – mit der entsprechenden Unterstützung – bei sich ankommen und daran wachsen, wird immer wieder berichtet. Minderjährige Schwangerschaften entstehen also nicht nur aufgrund von mangelnder Aufklärung, sondern es gibt bei manchen Mädchen auch eine unbestimmte Sehnsucht nach einem Kind und einer heilen Welt darum herum. Diesen Kinderwunsch konnten Mädchen früher in der Mitversorgung kleinerer Geschwister ausleben und dabei auch die damit verbundene reale Belastung erfahren. Diese Erfahrung fehlt jungen Mädchen heute weitgehend, und je ambivalenter der Kinderwunsch, desto ambivalenter ist oft auch das Verhütungsverhalten. Mädchen haben aber wenig Gelegenheit, den Kinderwunsch zu thematisieren und zu diskutieren, und sie haben damit auch wenig Gelegenheit, den Kinderwunsch biografisch an der richtigen Stelle zu verorten.

Kinderwunsch – ein gesellschaftlich vernachlässigtes Thema weiblicher Identität

Es gibt nur wenig motivierende öffentliche Diskussion dazu und wenig überzeugende Vorbilder, wie die Vereinbarkeitsleistung zwischen dem individuell erlebten Kinderwunsch und den offiziell definierten Karriereansprüchen an Frauen gestaltet werden könnte. Von einer emanzipatorischen Sexualpädagogik wurden jedenfalls Themen wie Fruchtbarkeit und Schwangerschaft in den zurückliegenden Jahren oft vergessen oder ausschließlich verhütungszentriert argumentiert. Der Kinderwunsch als ein roll-back in voremanzipatorische Zeiten?

So gerät es für ein junges Paar zur individuellen Entscheidung, dass Kinder wider alle Vernunftargumente auch Glück und Sinnerfüllung bedeuten können. In der

Konsequenz wird der Kinderwunsch aufgrund unterschiedlichster Lebensereignisse relativiert, zurückgenommen oder umgedeutet – oder er lebt irgendwann sehr (zu) spät neu auf. 40 % der Akademikerinnen sind kinderlos.

Teenagerschwangerschaften

Seit der Einführung der Pille lassen sich Sexualität und Fruchtbarkeit nicht nur trennen, sondern diese Trennung ist zu einem „Muss" geworden in einer Gesellschaft, in der die selbstbestimmte individuelle Planbarkeit ganz generell zur Handlungsmaxime geworden ist. Und eine nicht wirklich geplante Schwangerschaft wird damit in Zeiten zuverlässiger Verhütungsmittel zu einer doppelten Niederlage für eine junge Frau. Schwangerschaften sind bei jungen Mädchen aber trotz aller perfekten Planungsmöglichkeiten auch heute noch größtenteils ungeplant, werden dann angenommen oder auch nicht gewollt. Natürlich mangelt es immer noch auch an konkret umsetzbarer Aufklärung, denn wenn in einer Studie der pro familia 63 % der minderjährigen Schwangeren angeben, dass sie sich mit Pille oder Kondom vor einer Schwangerschaft geschützt hätten, die Mehrheit also damit in einer Situation schwanger geworden ist, in der sie mit sog. „sicheren Methoden" verhütet hat [14], dann deutet das auf Anwendungsfehler hin und die Informationen müssen hier verbessert werden (s. Den eigenen Körper schützen lernen – Kontrazeption S. 119). Aber eine hundertprozentig erfolgreiche Verhütung wird es ohnehin nie geben, Spontaneität und Emotionalität von Sexualität stehen häufig genug im Widerspruch zu einer absolut rationalen Risikovermeidung. Und so muss die **Abtreibung** durchaus herhalten als letzte Möglichkeit bei missglückter Kontrazeption.

Dazu zunächst eine Episode aus meinem Alltag gynäkologischer Prävention an einer Hauptschule:

> Mit einer Gruppe neugieriger und brennend am Thema interessierter 13-jähriger Mädchen habe ich zwei Schulstunden lang über ihre altersentsprechenden Fragen, Sorgen, Wissensdefizite und Fehlinformationen gesprochen. Wie üblich werde ich in der Pause in Einzelgesprächen mit den ganz persönlichen Fragen konfrontiert, mit denen man sich vor der Klassenöffentlichkeit nicht bloßzustellen wagt. Ein Mädchen stellt sich immer wieder in der Schlange hinten an, bis sie mir als Letzte ihre Frage stellen kann: „Wie geht eigentlich eine Abtreibung?" Angesichts des Klingelzeichens zum Pausenende frage ich, ob das für sie von ganz allgemeinem Interesse sei oder ob es einen besonderen Grund für diese Frage gäbe. „Ja, ich habe schon mal eine Abtreibung gehabt. Aber das ist alles irgendwie so schnell gegangen, meine Mama ist mit mir nach Hamburg gefahren und ich weiß eigentlich gar nicht, was da passiert ist".

Diese Erfahrungen bestätigen immer wieder meine Überzeugung, dass die Demonstration sämtlicher Verhütungsmethoden oder Trainingseinheiten im Kondomabrollen alleine niemals zu Verhütungskompetenz führen kann, wenn Mädchen im Vorfeld dessen nicht die Möglichkeit hatten, einen wertschätzenden Zugang zu ihrem Körper zu erwerben, ihn auch als inneren Raum begreifen zu können, mit dem sie Kinder bekommen und ihren deutlich vorhandenen Kinderwunsch im Gespräch einfach auch mal zulassen zu können, um so erstmal mehr Sicherheit in ihrer weiblichen Identität zu gewinnen.

Spricht man mit Jugendlichen darüber, warum man bis zum 3. Monat abtreiben dürfe und danach nicht mehr, dann herrscht die einhellige Meinung vor, dass erst danach das Leben beginne: „Ich meine, dass dann erst das Herz schlägt und das Gehirn arbeitet". Und außerdem merke das Kind bis dahin noch nichts davon. „Ey, bist du bekloppt?" „Na, ein bisschen wahrscheinlich schon, aber nicht so wirklich". Und ich versäume nie zu zeigen, dass ein Ei sich nicht erst ab dem 3. Monat **zu einem Mensch**en entwickelt, sondern von Anfang an **ein Mensch** ist.

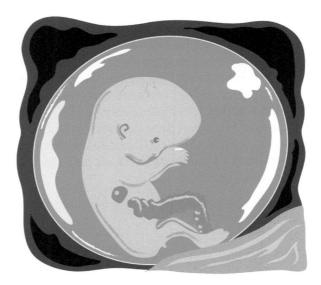

Vor diesem Hintergrund gibt es aber auch eine gute Nachricht: Die Zahl der Schwangerschaftsabbrüche bei Minderjährigen ist auch im Jahr 2021 weiterhin rückläufig, nachdem diese Zahlen bis 2004 kontinuierlich deutlich angestiegen waren.

Das ist nicht nur in absoluten Zahlen so, sondern bleibt auch der Fall, wenn man die Zahl der Schwangerschaftsabbrüche auf die Quote von 10.000 Mädchen dieser Alterskohorte bezieht.

An dieser prinzipiell sehr positiven Entwicklung in Deutschland sind viele Akteure beteiligt: Die Sexualaufklärung im Elternhaus hat nach wie vor Priorität, aber auch die Thematisierung in Schulen und Sozialarbeit, von Seiten der Politik und politiknaher Institutionen sowie in seriösen Jugendmedien greift. Aber nicht zuletzt

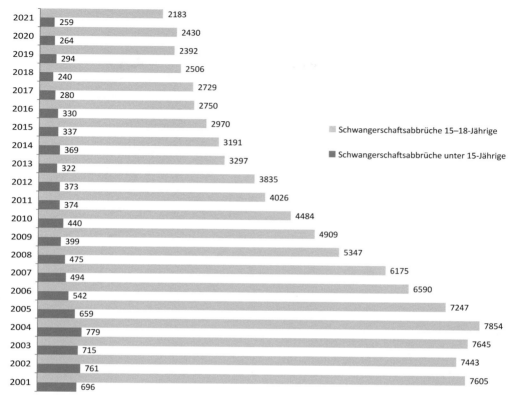

2021	2183
	259
2020	2430
	264
2019	2392
	294
2018	2506
	240
2017	2729
	280
2016	2750
	330
2015	2970
	337
2014	3191
	369
2013	3297
	322
2012	3835
	373
2011	4026
	374
2010	4484
	440
2009	4909
	399
2008	5347
	475
2007	6175
	494
2006	6590
	542
2005	7247
	659
2004	7854
	779
2003	7645
	715
2002	7443
	761
2001	7605
	696

Schwangerschaftsabbrüche 15–18-Jährige
Schwangerschaftsabbrüche unter 15-Jährige

Schwangerschaftsabbrüche bei Mädchen unter 18 Jahren von 2001–2021 [15]

ist diese Entwicklung **auch** das Ergebnis ärztlicher Prävention in den Praxen von **Hausärzten, Kinder- und Jugendärzten** und vor allem von **Frauenärzten**, die im Jahr 2004 aufgrund der anhaltend gestiegenen Abbruchzahlen bei Minderjährigen in mittlerweile Hunderten von Frauenarztpraxen eine spezielle Mädchensprechstunde etabliert haben mit vorwiegend präventivem Ansatz (s. Wenn Ihrer Tochter ärztlicher Rat gut tun würde… S. 149).

Fazit
Der Körper ist die Basis der Identität als Frau, und es kommt sehr darauf an, wie ein junges Mädchen seinen Körper, seine Sexualität und seine Fruchtbarkeit kennenlernt und begreift. Mädchen steigen sehr gerne in ein Gespräch ein, mit dem ihnen die Veränderungen des eigenen Körpers und seine zyklische Natur als Basis von Sexualität, Fruchtbarkeit und Schwangerschaft vermittelt wird, weil sie so eine gute innere Verbindung zu ihrem Körper aufbauen und Sexualität und Fruchtbarkeit wieder mehr zusammendenken können. So können Mädchen sich nicht nur beruflich, sondern auch im Hinblick auf ihren Kinderwunsch bewusst emanzipieren und ihn biografisch stabilisieren. Denn Weiblichkeit findet nur mit dem Körper statt und nicht möglichst weit weg davon.

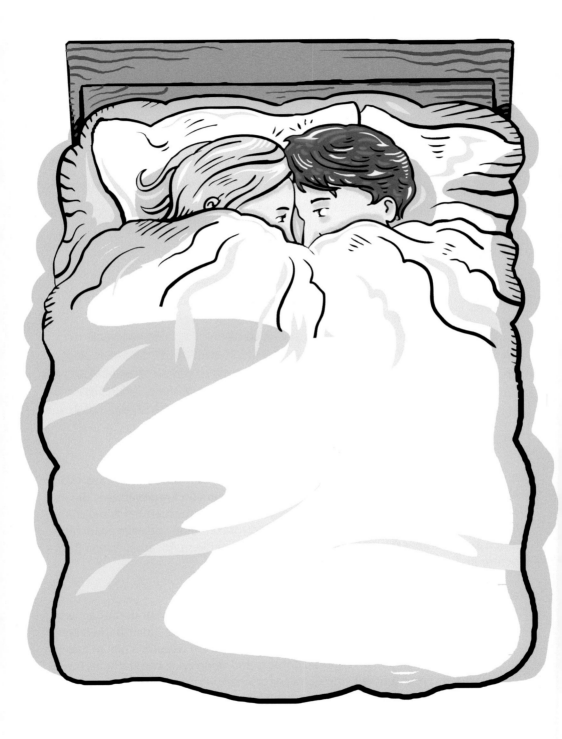

Den eigenen Körper schützen lernen – Kontrazeption

Während im Erwachsenenalter die Planung von Kindern oftmals mit vielen ambivalenten Überlegungen verbunden ist, ist unter Minderjährigen die Vorgabe, dass eine Schwangerschaft unangebracht ist, weitgehend unbestritten. Ein Kind soll und darf nicht gezeugt werden. Misslungenes Verhütungsverhalten stellt also für die meisten Jugendlichen nicht in erster Linie ein Problem der mangelnden Einsicht dar, sondern ist vielmehr der Tatsache geschuldet, dass viele Mädchen nur unzureichende Vorstellungen haben von den zyklischen Abläufen in ihrem Körper und der Möglichkeit, schwanger zu werden („wird schon nichts passieren" / „wollten aufpassen") als auch der entwicklungsbedingten Unfähigkeit zu vorausschauendem Planen und Handeln („es kam zu spontan" / „kein Verhütungsmittel zur Hand").

Tatsächlich existieren gravierende Informationslücken zur Empfängnisverhütung. Zudem realisieren viele Mädchen offenbar nicht konkret genug, dass der intensive Austausch von Zärtlichkeiten in eine Situation münden kann, mit der sie zum momentanen Stand ihrer psychosexuellen Erfahrung nicht adäquat umgehen können.

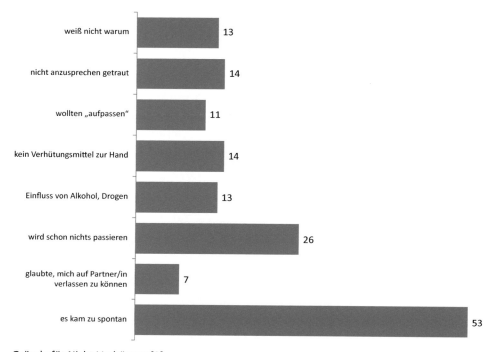

Gründe für Nicht-Verhütung [2]

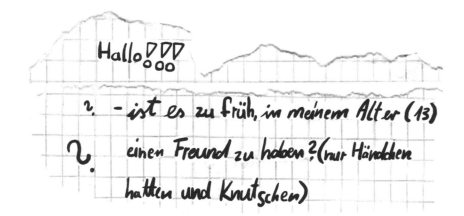

Hallo!??
  °°°

2. - ist es zu früh, in meinem Alter (13)
2. einen Freund zu haben? (nur Händchen
hatten und Knutschen)

Ohne Aufklärung über den Menstruationszyklus kann es zudem keine Vorstellung von den zyklischen Abläufen der weiblichen Fruchtbarkeit und auch kein Verständnis für die Wirkung von Kontrazeptiva geben. Mädchen wissen nicht, ab welchem Zeitpunkt man schwanger werden kann, sie kennen nicht den Zeitpunkt des Konzeptionsoptimums und sie äußern gravierende Bedenken hinsichtlich der Sicherheit der Pille.

Wenn ich dann von Lehrern gebeten werde, in die Schule zu kommen zu den Themen Verhütung und sexuell übertragbare Infektionen, dann treffe ich regelmäßig auf Versäumnisse, die darin bestehen, dass viele Mädchen bisher nicht in die Lage versetzt wurden, sich in ihrem in der Pubertät veränderten Körper einzurichten. Außerdem mangelt es ihnen an Selbstakzeptanz als Basis für den Wunsch, diesen Körper schützen zu wollen.

Aufgrund der Vorverlegung der körperlichen Reife kommt es in sehr jungem Alter zum Anstieg geschlechtsspezifischer Sexualhormone im Blut. Damit werden sexuelle Neugier und Wünsche nach Intimität und Beziehung wach und einige Jugendliche fordern Freiräume für erste sexuelle Erfahrungen sehr früh ein. **Dabei ist sexuelle Treue innerhalb einer Beziehung für einen hohen Prozentsatz der Jugendlichen (Mädchen: 80 % / Jungen: 67 %) unabdingbar wichtig** und viele Jugendliche verhüten aktuell so verantwortlich wie nie zuvor.

Nach wie vor gibt es aber eine Gruppe Jugendlicher, die beim 1. Mal oder auch generell aus naheliegenden Gründen nicht verhüten:

▬ Mangelnde Aufklärung:
Haupteinflussgröße für den ungeschützten Sexualverkehr ist der Bildungsfaktor. Somit sind es eher die Mädchen mit geringem Bildungs- und Aufklärungsniveau, die früher und spontan Sex haben und weniger konsequent verhüten.

▬ Geringe Vertrautheit mit dem Partner:
Ein weiterer Hauptrisikofaktor besteht darin, den Geschlechtsverkehr mit einer allenfalls flüchtigen Bekanntschaft zu erleben.

— Nichtegalitäre Beziehungskonstellationen:
Besonders prekär ist das Verhütungsverhalten auch, wenn die Initiative zum Geschlechtsverkehr vom Mann ausgeht oder der Koitus gar gegen den Willen des Mädchens erfolgt, d. h. wenn die sexuelle Souveränität des Mädchens eingeschränkt ist.

— Alter:
Wer sehr jung seine ersten Sexualkontakte hatte (mit 14 Jahren und jünger), der hat auch häufiger nicht verantwortlich verhütet.

Aber mit einer ungewollten Schwangerschaft wird schon in sehr jugendlichem Alter ein gewichtiges Kapitel der Biografie von Mädchen geschrieben. Denn egal, ob ein Mädchen sich für oder gegen das Kind entscheidet, das Leben wird hinterher nicht mehr dasselbe sein wie vorher. Deshalb benötigen junge Mädchen rechtzeitig eine kompetente und individuelle Unterstützung hinsichtlich der kontrazeptiven Möglichkeiten.

Gibt es unfruchtbare Tage?

Da vielen Mädchen die Abläufe in ihrem Körper in keiner Weise vertraut sind, haben sie auch gar keine Kriterien für eine realistische Einschätzung, wann eine Schwangerschaft entsteht. Und natürlich wäre es das Einfachste, wenn man sich die unfruchtbaren Tage ausrechnen könnte.

> Wann sind genau die fruchtbaren und unfruchtbaren Tage beim Mädchen? D.h., kann man irgendwann bestimmt nicht schwanger werden?

Das geht so einfach leider nicht, und es erfüllt schon gar nicht die Kriterien für die bei jungen Mädchen notwendige Sicherheit bei der Verhütung. Der optimale Zeitpunkt für eine Konzeption liegt in der Mitte zwischen zwei Perioden, also um den 14. Tag, dem Tag des Eisprungs herum (14. Tag minus 3 Tage / plus 3 Tage, d. h. vom 11.–17. Tag). Das gilt für Frauen mit einem stabilen 28-tägigen Zyklus, was bei jungen Mädchen meistens noch nicht der Fall ist. Es konnte gezeigt werden, dass die Wahrscheinlichkeit des Eisprungs sich auch bei erwachsenen Frauen zwar statistisch um den 14. Zyklustag verteilt, dass das fruchtbare Fenster aber prinzipiell hochvariabel ist und sich praktisch über den ganzen Zyklus erstreckt, und dass nur 12 % der Frauen exakt am 14. Tag einen Eisprung hatten.

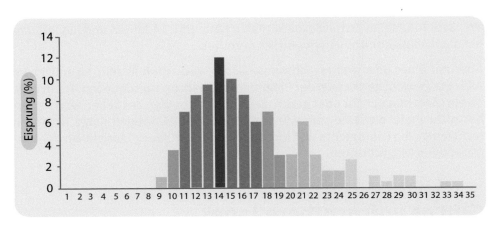

Ovulationswahrscheinlichkeit im Zyklus [16]

Da ein Ei nach dem Eisprung maximal 24 Stunden lebens- und befruchtungsfähig ist, ist das Konzeptionsoptimum also am Tag vor dem Eisprung. Allerdings können die Samenzellen im Körper des Mädchens bis zu 7 Tagen überleben, sodass ein Mädchen auch durch einen Geschlechtsverkehr, der Tage vor dem Eisprung stattgefunden hat, schwanger werden kann. D. h. man könnte also erst am Donnerstag (= Eisprung) schwanger werden von einem Geschlechtsverkehr, den man am Wochenende davor gehabt hat.

Jungen Mädchen muss man ganz deutlich sagen, dass sie den Eisprung normalerweise nicht spüren können, sich also auf nahezu keinen einzigen sicher unfruchtbaren Tag verlassen können. Die Vorstellung, dass „schon nichts passieren wird", entbehrt damit jeglicher Grundlage und setzt sehr viel Zufall voraus.

Junge Frauen mit einem sehr guten Körperwissen und Körpergefühl können mithilfe der **Natürlichen Familienplanung** [17] den Eisprung und damit die fruchtbaren Tage relativ sicher bestimmen. Allerdings ist für den Erfolg ein regelmäßiger Tagesablauf und auch eine stabile und gefestigte Beziehung Voraussetzung, da gemeinsam auch bestimmte Zeitspannen der sexuellen Enthaltsamkeit eingehalten werden müssen. Beides ist bei jungen Mädchen meistens noch nicht gegeben, und da auch die Anwendung selber nicht ganz einfach ist, wird die Natürliche Familienplanung (NFP) für junge Mädchen nur unter Vorbehalt empfohlen.

Bei gesunden jungen Mädchen geht es trotz einer Vielfalt an möglichen Verhütungsmethoden im Wesentlichen um
- Die hormonelle Verhütung, meistens als Pille
  (alternativ auch als Vaginalring oder Spirale)
- Das Kondom
- Die Pille danach

Die Pille

Zur Trennung von Sexualität und Fortpflanzung steht seit fast 60 Jahren mit der Pille eine auch für junge Mädchen sichere, risikoarme und gut zu handhabende Empfängnisverhütungsmethode zur Verfügung. Für junge Mädchen werden die hormonellen Methoden zur Empfängnisverhütung heute mit Abstand am häufigsten verwendet, etwa 55 % aller 14–19-jährigen Mädchen und jungen Frauen nutzen in Deutschland die Pille. Die Pille gehört **zu den am besten erforschten Medikamenten** überhaupt, weil Millionen gesunder junger Frauen dieses Medikament einnehmen. Die Pille enthält **weibliche Hormone**, die in ihrer Zusammensetzung dem Körpergeschehen auch im Mädchenkörper angepasst sind. Die Pille zählt mit Abstand **zu den sichersten Methoden der Empfängnisverhütung**, weil sie an den unterschiedlichsten Stellen in die reproduktiven Abläufe eingreift und diese Effekte sich summieren. Zu wissen, dass ein **mehrfaches Netz** besteht, das selbst dann, wenn eine der Säulen ausfallen würde, die anderen noch tragen würden, beruhigt Mädchen sehr.

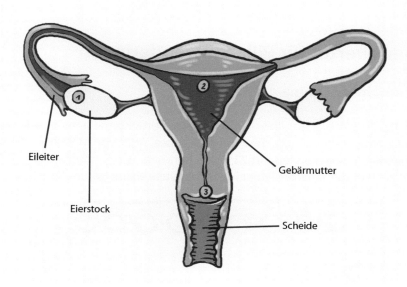

Eileiter

Gebärmutter

Eierstock

Scheide

Wirkungsmechanismus der Pille

① Die Pille verhindert, dass die Eizellen im Eierstock reifen.

② In der Gebärmutterhöhle wird das Eibett nicht hoch genug aufgebaut, ein befruchtetes Ei könnte sich also darin nicht einnisten.

③ Der Eingang in die Gebärmutter bleibt auch zum Zeitpunkt des Eisprungs unter Pilleneinnahme durch einen zähen Schleimpfropf verschlossen, sodass die Samenzellen nicht in die Gebärmutter aufsteigen können.

Die **Sicherheit einer Verhütungsmethode** wird mit dem **Pearl-Index** angegeben. Dieser Index gibt die Anzahl der entstandenen Schwangerschaften an, wenn 100 Frauen eine bestimmte Methode der Schwangerschaftsverhütung 1 Jahr lang anwenden. Während Sex bei 100 Frauen ohne jegliche Empfängnisverhütungsmethode zu ca. 80 Schwangerschaften / Jahr führen würde, liegt die Pille mit 0,1–1 Schwangerschaft im sehr sicheren Bereich. Dies umso mehr, als in den Pearl-Index auch Einnahmefehler, d. h. die vergessene Pilleneinnahme, mit eingehen. Bei zuverlässiger Einnahme wäre demnach die Pille ein absolut sicheres Verhütungsmittel. **Damit kommt der Frage der Zuverlässigkeit, d. h. Regelmäßigkeit der Pilleneinnahme, die entscheidende Bedeutung zu.** Nur bei regelmäßiger Einnahme ist ein kontinuierlich hoher Hormonspiegel garantiert, mit dessen Hilfe der Eisprung verhindert wird, wobei eine „vergessene Pille" noch wirksam ist, sofern man sie innerhalb von 12 Stunden nachnimmt. Bereits das einmalige Vergessen über länger als 12 Stunden kann aber dazu führen, dass der Hormonspiegel im Blut abfällt und dass ein Eisprung ausgelöst wird. **Mädchen benötigen deshalb Unterstützung, die sie an die Pilleneinnahme erinnert: Die Mutter, eine bestimmte zeitlich terminierte Handlung wie das morgendliche Zähneputzen, ein Aufkleber auf dem Badspiegel oder auch eine Erinnerungs-App auf dem Handy.**

Wissenswertes für Pillenanwenderinnen

Das Einnahmeschema

Die häufigsten Missverständnisse und Unsicherheiten beziehen sich auf das Einnahmeschema, insbesondere die Einnahmepause. Auch von Mädchen, die schon seit langem Pillenpackungen mit 21 Pillen nehmen, wird immer wieder gefragt, ob man auch **in der einwöchigen Einnahmepause sicher geschützt** ist.

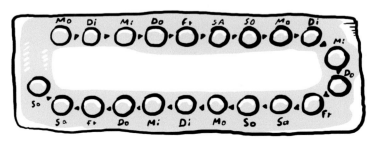

Es ist einem Mädchen, das keinerlei Vorstellungen vom Ablauf des Zyklus und der Regulation der Fruchtbarkeit hat, nicht leicht zu vermitteln, dass während der Einnahmepause Verhütungssicherheit besteht, während beim Vergessen von nur einer Pille während des 21-tägigen Einnahmezyklus die Verhütungssicherheit schon gefährdet ist. Und immer wieder lassen Mädchen dann schon mal eine Pille aus und wiegen sich in Sicherheit, wenn das schon mehrmals gut gegangen ist.

> Ich habe die Pille schon öfter vergessen und trotzdem mit meinem Freund geschlafen, und es ist nichts passiert. Das kann ja wohl nicht so schlimm sein!?

Einnahmeschema und Menstruation

Außerdem ist auch sehr schwer zu verstehen, dass die 1. Einnahme am Anfang der Menstruation beginnen muss, während der Beginn der Einnahme nach der 7-tägigen Pause, in der üblicherweise die Blutung irgendwann einsetzt, immer konsequent und auch unabhängig vom Eintreten der nächsten Menstruation nach 7 Tagen Pause erfolgen soll. Zwischenblutungen bzw. Veränderungen oder gar Ausbleiben der Menstruation führen häufig zu Verunsicherung und zum Absetzen der Pille.

Reise mit Zeitverschiebung

Bei einer Reise mit Zeitverschiebung muss der 24 Stunden-Rhythmus der Pillen-einnahme eingehalten oder gegebenenfalls verkürzt, aber nie verlängert werden.

Einnahme zusätzlicher Medikamente

Mädchen müssen informiert sein, dass es eine Reihe von Medikamenten (z. B. Antibiotika) gibt, durch die die kontrazeptive Wirkung der Pille bei gleichzeitiger Einnahme aufgrund signifikanter Interaktionen herabgesetzt sein kann. Diese Medikamente können sie nicht kennen, und ohnehin wissen nicht alle Mädchen, was Antibiotika sind. **Aber Mädchen müssen gehört haben, dass sie immer dann, wenn ein Arzt ihnen Medikamente verschreibt, darauf verweisen müssen, dass sie mit der Pille verhüten.**

Durchfall und Erbrechen

Bei Magen- und Darminfektionen mit Durchfall und Erbrechen innerhalb von 3 Stunden nach der Pilleneinnahme muss mit einer Herabsetzung der Pillenwirkung gerechnet werden, sodass alternative Methoden der Verhütung notwendig werden. Was damit gemeint sein könnte, erschließt sich Mädchen nicht von alleine: *„Was ist denn eine alternative Verhütung, mein Arzt hat mir dazu geraten".* Bei jungen Mädchen mit Verdacht auf eine Essstörung vom Typ der **Bulimie (Ess-Brechsucht)** empfiehlt sich natürlich grundsätzlich eine andere Empfängnisverhütung.

Pillenverordnung ohne Wissen der Eltern

Wenn Mädchen die Pille verordnet haben möchten, weil sie schon des öfteren mit ihrem Freund geschlafen haben und ihnen das jetzt zu heikel wird, die Eltern davon aber nichts erfahren dürfen (*„mein Vater würde mich grün und blau schlagen, wenn er das erfahren würde"),* dann ist es auch aus juristischer Sicht Konsens, dass bei Mädchen ab 14 Jahren nach sorgfältiger Prüfung der **Einwilligungsfähigkeit** die Pille auch ohne Einwilligung der Eltern verordnet werden kann mit der Begründung, dass eine ungewollte Schwangerschaft der jungen Patientin oder gar die Situation eines Schwangerschaftsabbruchs nur so zu vermeiden ist. Eine **gynäkologische Untersuchung vor der ersten Pillenverschreibung** ist nicht zwingend, insbesondere dann nicht, wenn junge Mädchen aus Scheu vor der gynäkologischen Untersuchung den Gang zum Frauenarzt vermeiden und somit auf eine sichere Kontrazeption verzichten würden.

„Ich weiß gar nicht, was ich alles für Fragen zur Pille habe"

Die ständige Weiterentwicklung des Angebotes mit dem Ziel der besseren Compliance und zusätzlichen Nutzens hat dazu geführt, dass den individuellen Bedürfnissen insbesondere der jungen Mädchen immer besser Rechnung getragen werden konnte. Dennoch haben viele Mädchen Bedenken und Unsicherheiten, weil ihnen verlässliche und selbsterklärende Informationen zur Pille fehlen, auch Broschüren sind nicht für alle Mädchen verständlich, und Informationen aus dem Biologieunterricht sind auch nicht immer ausreichend und durchaus auch nicht immer vertrauensbildend, wenn z. B. die Lehrerin von der Pille abgeraten hat, weil „sie unnatürliche Wirkungen im Körper hat". Das macht Angst vor Wirkungen und Nebenwirkungen der Pille ... .

Deshalb muss bei der Verordnung der Pille sehr wohl auch der individuelle Hintergrund jedes Mädchens und seine Motivation zur Pilleneinnahme mit einbezogen werden und auch vermeintlich Selbstverständliches ausreichend thematisiert werden.

Angst vor Schwangerschaft trotz Pilleneinnahme

Die Mehrzahl der Mädchen weiß nicht, was die Pille im Körper der Frau bewirkt. Es ist schwer verständlich, wie so eine kleine Pille, die man in den Magen herunterschluckt, verhindern kann, dass man schwanger wird. Und dann fällt es auch sehr schwer, sich entspannt darauf zu verlassen (*„Ich begreife einfach nicht, wie die Pille das macht, dass man nicht schwanger werden kann"*). Nicht selten **stehen hinter dieser Sorge aber auch sexuelle Beziehungsprobleme.**

Angst vor Gewichtszunahme

Die Angst vor der Gewichtszunahme ist die häufigste Sorge der Mädchen, gilt doch ihre ganze Aufmerksamkeit ihrer Attraktivität. Fast in jeder Schulveranstaltung gibt es ein Mädchen, das berichtet, dass es durch die Pille *„so dick"* geworden sei oder jemand kennt ein anderes Mädchen, das *„von der Pille aufgegangen ist wie ein Hefekloß".*

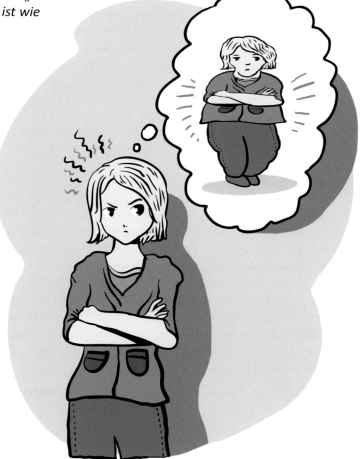

Und es bedarf viel Zeit, um den **eigentlich nicht vorhandenen Zusammenhang von Pille und Gewicht** einigermaßen nachvollziehbar zu erläutern: Die Pille ist prinzipiell gewichtsneutral, sie macht nicht dick, aber auch nicht dünn. Es kann in den ersten drei Monaten der Pilleneinnahme zu verstärktem Appetit kommen, wie manche Mädchen das auch von der Zeit kurz vor der Regel kennen (*„da würde ich am liebsten immer den ganzen Kühlschrank ausräumen"*). Das sollte sich aber wieder geben, anderenfalls wäre das ein Anlass, den Frauenarzt zu fragen, der das Präparat dann wahrscheinlich gegen ein anderes austauschen wird. Ein Mädchen kommt also nicht automatisch mit einer Pille, von der seine Freundin so begeistert ist, selber auch genauso gut zurecht.

Angst, nach Absetzen der Pille keine Kinder mehr bekommen zu können

Besonders verunsichernd für Mädchen sind Berichte, denen zufolge man nach langjähriger Pilleneinnahme keine oder behinderte Kinder bekommen würde (*„Meine Cousine hat 10 Jahre lang die Pille genommen und jetzt bekommt sie keine Kinder mehr"*). Menstruationsveränderungen wie Zwischenblutungen werden dann leicht zum Beweis dafür, dass irgendetwas seit der Pilleneinnahme nicht mehr stimmt, was das eigenständige Absetzen rechtfertigt. Denn der Kinderwunsch ist ein wesentlicher Teil der Identität vieler Mädchen, den sie nicht gefährden möchten. Mädchen brauchen die Versicherung, dass die meisten Frauen in den ersten drei Monaten nach Absetzen der Pille schwanger geworden sind, dass aber auch Frauen, die nie die Pille genommen haben, manchmal etwas Geduld brauchen, bis sie schwanger werden.

Fazit
Die sichere Verhütung hat für ein junges Mädchen einen hohen und gewichtigen Stellenwert. Es ist durchaus denkbar, dass wir junge Mädchen vielleicht sogar überfordern, wenn wir einen so verantwortlichen Umgang mit der Pille erwarten in einem Alter, das sich prinzipiell durch unreife Bewältigungsstrategien wie der Verdrängung von Verantwortung auszeichnet. Noch dazu kollidiert in einem noch sehr jungen Alter dieser Anspruch mit der Fähigkeit zu vorausschauendem Planen und Handeln, wenn selbst die Sporttasche von der Mutter immer wieder mal in die Schule hinterhergetragen werden muss. **Unterstützen Sie deshalb Ihre Tochter in ihrem Bedürfnis nach Sicherheit.** Die meisten Mütter sind aus eigener Erfahrung in der privilegierten Lage, die vielfältigen Zusammenhänge von Ursache und Wirkung der Pille zu überblicken.

Und zu jeder Pillenverordnung gehört die Thematisierung des Kondomgebrauchs.

Das Kondom

Die **Kondombenutzung** ist als Möglichkeit der Vaterschaftsverhütung wenig etabliert, außerdem klebt am Kondom die Krankheit AIDS wie Pech und Schwefel. In dieser Altersgruppe ist die Infektionsrate mit HIV allerdings extrem gering, für Jugendliche ist AIDS zu Recht eine Erwachsenenkrankheit. Weil Schwangeren anlässlich der Vorsorgeuntersuchungen ein HIV-Test angeboten wird und sie bei positivem Ausgang so therapiert werden können, dass die Babys gesund zur Welt kommen, gibt es in Deutschland so gut wie keine HIV-infizierten Kinder und Jugendlichen mehr. Und von anderen sexuell übertragbaren Krankheiten haben die wenigsten etwas gehört, es besteht aber großes Interesse an Informationen (s. Den eigenen Körper schützen lernen – STI S. 139).

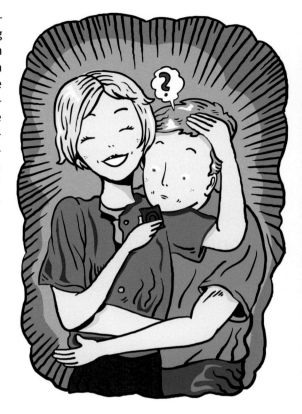

Ich habe bei meinen Gesprächen mit Mädchen die Erfahrung gemacht, dass sie im Wissen um eine mögliche Sterilität aufgrund einer **Chlamydieninfektion** (s. Den eigenen Körper schützen lernen – STI S. 141) im höchsten Maße zum Kondomgebrauch zu motivieren sind. Der Kinderwunsch bedeutet für Mädchen eine wichtige und ganz greifbare Option für den Lebensentwurf und der Verlust dieser Option wird von Mädchen engagierter reflektiert als eine mögliche HIV-Infektion. Mit der Versicherung, dass und warum sie einen schützenswerten Körper haben, lassen sich Mädchen motivieren, auf dem Kondomgebrauch zu bestehen – und damit läuft die Kondomverwendung über die Mädchen.

Primäre Prävention durch Kondome

Das coole Image, das der Kondombenutzung über die AIDS-Prävention vermittelt werden sollte, scheint für junge Männer nicht handlungsmotivierend zu sein. Der Kondomgebrauch ist nach wie vor nicht wirklich populär. Es wird beim 1. Mal benutzt, aber sobald das Mädchen sich die Pille hat verschreiben lassen, verzichten Jungen wieder auf das Kondom. Selbst Jungen / Männer mit mehreren Sexualpartnern im letzten Jahr und Jungen / Männer mit spontanen Sexualkontakten mit unbekannten Partnern benutzen längst nicht immer ein Kondom. Und längst nicht alle Mädchen haben die Kraft, gegen den Widerstand eines jungen Mannes („törnt mich ab") auf dem Kondom zu bestehen.

Natürlich ist Kondombenutzung auch nicht so einfach, und auch das von Peinlichkeit und Gelächter begleitete Abrolltraining im Sexualkundeunterricht von 6. Klassen ändert daran wenig. Zum Kondom-Gebrauch gehört ein stabiles männliches sexuelles Selbstbewusstsein, das man bei ganz jungen Männern noch gar nicht voraussetzen kann. Überfordern wir sie da vielleicht nicht sogar, wenn mir mal ein 16-Jähriger sagte *„Wie soll man denn gehen, stehen, schwimmen und Rad fahren auf einmal lernen?"*

Kondomgebrauch – mehr als ein notwendiges Übel?

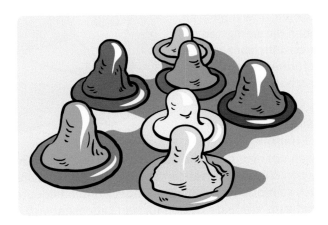

Wenn man sozial erwünschtes Verhalten, das jedem Jugendlichen bewusst ist und das in Umfragen gerne angegeben wird, mal bei Seite lässt, dann ist das Kondom für viele junge Männer ein notwendiges, übrigens auch von beiden Geschlechtern als störend empfundenes Medium zur Vermeidung einer ungewollten Schwangerschaft oder der Ansteckung mit einer STI, aber es ist trotz aller Buntheit kein sexuelles Medium und kein Spaßfaktor an sich. Es ist ganz offenbar nicht gelungen, das Kondom per se zu sexualisieren. Die Motive für die weit verbreiteten Widerstände gegen das Kondom sind vielfältig, die Hintergründe sind einleuchtend [18]:
- Die Unstrukturiertheit und gleichzeitige Komplexität der intimen Situation verlangt von Verliebten ein durch indirekte Kommunikation geprägtes Annähern. Zielverfolgung und gleichzeitige Rückzugsmöglichkeit müssen gleichermaßen

möglich bleiben. Das Gespräch über Safer Sex symbolisiert aber ein zielgerichtetes Vorgehen und legt die sexuellen Intentionen offen dar – ein Vorgriff auf den im Augenblick noch nicht konkret avisierten Geschlechtsverkehr. Dieser Zwiespalt steht häufig hinter dem Verzicht auf Safer Sex.

- Es gibt nicht wenige junge Männer, die mit 15 oder 16 Jahren über eine störbare erektile Potenz verfügen, d. h. dass die Erektion, kaum dass sie das Kondom übergestreift haben, wieder nachlässt.
- Aber auch Fantasien von Potenz, die mit dem Eindringen des Penis assoziiert sind und von erfahrenen jungen Männern als lustvoll erlebt werden, werden durch das Kondom abgeschattet, der Sex ist weniger lustvoll. *„Bumsen mit Kondom ist wie der Biss in eine Stulle in Butterbrotpapier"*, brachte es einmal ein Junge auf den Punkt.
- Beim unter männlichen Jugendlichen verbreiteten Konsum von Sexualität im Internet werden kondomlose Sexpraktiken demonstriert. Der verschwenderische Umgang mit Körperflüssigkeiten ist eher die Regel als die Ausnahme, die Safer Sex-Botschaften scheinen nicht zu gelten.
- Jungen sind in der Pubertät nicht nur potent, sondern mit ca. 500 Millionen Samenzellen / Samenerguss auch ungeheuer fruchtbar. Sie sind sich aber der Gefahr einer möglichen Zeugung und damit einer ungewollten Vaterschaft in aller Regel nicht bewusst. „Ich brauche kein Kondom, meine Freundin nimmt die Pille" – nichtsahnend, dass jedes zweite Mädchen mal die Pille vergisst und damit beim Sex möglicherweise ungeschützt ist.

Nicht wegen der Gefahr, sich mit HIV anzustecken, sollten Mädchen also auf einem Kondom bestehen, sondern zum einen wegen anderer unter Jugendlichen weit verbreiteter sexuell übertragbarer Krankheiten, aber auch als doppeltes Netz gegen Verhütungspannen mit der Pille. **Dabei im Gespräch mit Jugendlichen authentisch zu sein, d. h. die Anwendung von Kondomen nicht als die einfachste Sache der Welt anzudienen, sondern auch Unsicherheiten und Peinlichkeiten als normal anzusprechen, ist im Sinne von Glaubwürdigkeit unabdingbar.**

Die „Pille danach"

Und was ist, wenn einem Mädchen nun trotz allen Wissens um die Notwendigkeit sicherer Verhütung eine Verhütungspanne passiert ist? Dann gibt es immer noch als allerletzte Notlösung die Möglichkeit der „Pille danach".

Verhütungspannen gibt es bei Mädchen aus den unterschiedlichsten Gründen [2] und damit dann leider auch oft ungewollte Schwangerschaften:

- **„es kam zu spontan"** – d. h. der Sex war eigentlich gar nicht geplant, die Stimmung hat sich einfach so entwickelt, ganz oft passiert das, wenn Mädchen ein Glas Alkohol zu viel getrunken haben

- „habe mich nicht getraut, das Thema Verhütung anzusprechen" – oftmals denken Mädchen, dass der Junge Kondome ablehnt, weil es ihn abtörnt. Aber zur Liebe und zur Verhütung gehören nun mal zwei...
- „es wird schon nichts passieren" – wer so denkt, der kann nicht verstanden haben, wie zuverlässig der Mädchenkörper Monat für Monat immer wieder dafür sorgt, dass prinzipiell neues Leben entstehen könnte
- „das Kondom ist abgerutscht / geplatzt" – ein Pech, das selten passiert, aber doch vorkommt
- „ich habe die Pille vergessen und das zu spät gemerkt" – das mit dem Vergessen passiert jedem 2. Mädchen mal, aber merken sollte man das unbedingt so schnell wie möglich

Nachverhüten mit der Pille danach? Wie soll das gehen?

Es gibt die Möglichkeit, nach einer Verhütungspanne nachzuverhüten mit der „Pille danach". Wichtig ist zum einen, dass Mädchen einen kühlen Kopf bewahren und sich sobald als möglich, d. h. am besten in den ersten 12–24 Stunden nach dem ungeschützten Sex, **in der Apotheke eine frei verkäufliche, aber kostenpflichtige „Pille danach" besorgen.** Für Mädchen ab 14 Jahren ist die „Pille danach" frei verkäuflich in der Apotheke zu erhalten. Mädchen unter 14 Jahren sowie Mädchen mit wenig Geld oder die gerne in dieser Situation fachliche Unterstützung hätten, können sich auch beim Frauenarzt ein Rezept ausstellen lassen, die Kosten werden dann von der Krankenkasse übernommen. Das Eingeständnis einer Verhütungspanne muss keinem Mädchen peinlich sein – im Gegenteil, damit beweist es, dass es verantwortlich mit sich und seiner Sexualität umgehen kann.

Fakten zur „Pille danach"

- Die „Pille danach" wirkt deshalb, weil sie den Eisprung verhindert, eine bereits eingenistete Schwangerschaft lässt sich damit nicht beenden.
- Die „Pille danach" besteht aus einer einzigen Pille, die umso zuverlässiger wirkt, je eher sie nach dem ungeschützten Sex eingenommen wird – am sichersten innerhalb der ersten 24 Stunden nach einem ungeschützten Sex.
- Rechtzeitig eingenommen wirkt die „Pille danach" sehr zuverlässig, 9 von 10 Schwangerschaften lassen sich so verhindern.
- Es gibt zwei unterschiedliche Präparate, die nach Herstellerangaben bis maximal 3 Tage oder bis maximal 5 Tage „danach" noch wirksam sind – wenn auch deutlich weniger zuverlässig als in den ersten 24 Stunden „danach".
- Die nächste Menstruation sollte zum erwarteten Zeitpunkt eintreten.

Hat die „Pille danach" Nebenwirkungen?

Die „Pille danach" wird von jungen Mädchen in aller Regel sehr gut vertragen. Aber jedes Medikament, das wirkt, hat auch irgendwelche Nebenwirkungen. Die sind bei der „Pille danach" nicht wirklich schwerwiegend: Selten kommt es zu Übelkeit, Kopfschmerzen, Brustspannen, Schwindelgefühlen, leichten Bauchschmerzen und Schmierblutungen in den Tagen nach der Einnahme.

Was aber vor allem sehr wichtig ist: Die Pille danach ist aufgrund ihrer Dosierung kein Medikament, was Mädchen zur regulären Empfängnisregelung einsetzen sollten nach dem Motto: *„Ich habe ja ohnehin nur sehr selten Sex, dann lohnt es sich doch gar nicht, die Pille jeden Tag zu nehmen. Kann ich auch hinterher immer eine Pille danach nehmen?"*

Fazit
Die Pille danach ist also wirklich nur eine allerletzte Notlösung bei einer Verhütungspanne – aber wie gut, dass es so etwas gibt!

Mütter fragen – Mütter wissen

Ist meine Tochter mit 15 Jahren nicht noch zu jung für die Pille?

Ihre Sorgen, dass Ihre Tochter noch zu jung sein könnte für die Pille, sind nachvollziehbar: Sollte sie nicht erstmal einige Jahre eine regelmäßige Periode gehabt haben? Wenn sie mit 15 Jahren anfängt, die Pille zu nehmen, kann sie die dann 10 oder noch mehr Jahre so weiter nehmen? Und wächst sie dann noch weiter, wenn sie doch die Pille nimmt? Und kann sie dann später genauso gut Kinder bekommen als wenn sie die Pille nie genommen hätte? Oder steht vielleicht dahinter die generelle Frage, ob ein Mädchen von 15 Jahren nicht noch zu jung sein könnte für den Geschlechtsverkehr überhaupt?

Was man vielleicht zu Recht diskutieren kann, ist die Frage, ob es für ein Mädchen nicht noch recht früh ist, wenn es mit 15 Jahren mit einem Jungen schläft. Wenn Ihre Tochter allerdings eine Frauenärztin / einen Frauenarzt aufsuchen möchte mit der Bitte, ihr die Pille zu verschreiben, dann ist es häufig schon zu spät, diese Frage zu stellen, dann braucht sie die Pille und verhält sich sehr verantwortlich. Eine ungewollte Schwangerschaft oder gar eine Abtreibung wären ein Einbruch in den Lebensweg Ihrer Tochter, der um vieles schwerer wiegt. Und das Wichtigste: die Pille ist der sicherste Schutz vor einer ungewollten Schwangerschaft.

Was können Sie tun?

Wenn Sie sich Gedanken machen, weil Ihre Tochter noch sehr jung ist und doch schon einen Freund hat, dann sollten Sie Ihrer Tochter gegenüber diese Gedanken nicht verbergen. Ist es eher der Gruppendruck, dazuzugehören oder Neugier oder ist es die große Liebe? Vielleicht ist es auch hilfreich zu erwähnen, dass mit 15 Jahren nur jedes 10. Mädchen, das ist eines von 10 Mädchen, schon mal mit einem Jungen geschlafen hat. Manche Mädchen spüren auch sehr gut, dass manche Jungen irgendwie sportiver mit der Sexualität umgehen und können dieses Unbehagen nicht einordnen. Manche Mädchen spüren auch, dass sie Sex eigentlich noch gar nicht wollen und sie würden wahrscheinlich auch enttäuschende Erfahrungen machen.

Wenn Sie aber den Eindruck haben, dass Ihre Tochter genau diesen Sexualkontakt möchte und es ihr auch ernst damit ist, dann brauchen Sie sich wegen der Pille keine Gedanken zu machen: Die Pille ist eines der am besten untersuchten Medikamente auf dem Markt und sie ist nahezu 100 %ig sicher. Auch junge Mädchen vertragen die Pille hervorragend und bekommen nach Absetzen der Pille ihre Regelblutung wieder – und das wahrscheinlich in einem ähnlichen Blutungsmuster wie vor der Pilleneinnahme. Natürlich kann jedes Mädchen später wie jede andere Frau auch gesunde Kinder bekommen, und die Dosis an Hormonen, wie sie in der Pille enthalten sind, ist zu gering, als dass sich damit das Körperwachstum stoppen ließe. Wissen Sie überhaupt, dass ein Mädchen, das seine erste Regel bekommt, den Hauptwachstumsschub bereits weitgehend hinter sich hat, d. h. seine endgültige Körpergröße zu diesem Zeitpunkt ohnehin bereits fast erreicht hat?

Muss meine Tochter unbedingt mit Hormonen verhüten? Gibt es da keine Alternativen?

Auf jeden Fall ist es für junge Mädchen bei der Verhütung sehr wichtig, dass das gesundheitliche Risiko so gering wie irgend möglich ist. Und trotzdem muss dieses mögliche Risiko, das jede Verhütungsmethode mit sich bringt, sorgfältig abgewogen werden gegenüber dem Risiko, ungewollt schwanger zu werden. Das muss vielleicht nie wieder im Leben so zuverlässig ausgeschlossen werden wie im jugendlichen Alter. Bedenkt man dann noch, dass die Verhütungsmethode auch praktisch anwendbar sein muss, dann erklärt sich, warum die meisten Frauenärztinnen / Frauenärzte jungen Mädchen die Pille verschreiben. Die hormonelle Verhütung (Pille, Hormonring, Hormonspirale) ist einfach die sicherste Verhütungsmethode und deshalb auch die Nr. 1 für junge Mädchen.

Was können Sie als Mutter tun?

Ihre Tochter muss einmal am Tag an die Pilleneinnahme denken – das ist nicht ganz leicht, wenn man noch relativ jung ist und ganz generell noch nicht so zuverlässig funktionieren muss, wie es Mütter meistens im Laufe ihres Lebens gelernt haben. Vielleicht helfen Sie, daran zu denken, und erinnern Sie Ihre Tochter daran, wenn Sie den Eindruck haben, dass sie das vergessen haben könnte. Übrigens: Auch über eine App kann sich Ihre Tochter an die Pilleneinnahme erinnern lassen.

Reicht die Pille zur Verhütung aus oder sollte zusätzlich ein Kondom verwendet werden?

Eigentlich sollte es heute für einen jungen Mann selbstverständlich sein, immer ein Kondom zu verwenden, denn die Vaterschaftsverhütung muss auch in seinem eigenen Interesse liegen.

Und wenn es nicht nur um Verhütung geht, sondern wenn die Übertragung von sexuell übertragbaren Krankheiten wie z. B. Hepatitis B, Tripper, HPV und Chlamydien nicht komplett ausgeschlossen ist, dann sollte Ihre Tochter darauf bestehen, dass der Junge zusätzlich Kondome nimmt. Denn Ihre Tochter hat einen schützenswerten Körper!

Was können Sie als Mutter tun?

Sprechen Sie mit Ihrer Tochter darüber, dass die am weitesten verbreitete sexuell übertragbare Krankheit in Deutschland durch Chlamydien verursacht wird, das sind Bakterien, die über die Gebärmutter meistens unbemerkt in die Eileiter aufsteigen können und dort über Entzündungen zu Vernarbungen und Verklebungen und letztendlich zur Unfruchtbarkeit führen können. Das wird Ihrer Tochter überhaupt nicht egal sein. Und eine hervorragende Methode der Vaterschaftsverhütung ist das Kondom außerdem. Es ist also nur mehr fair, wenn beide Verantwortung übernehmen.

Muss ich mir Gedanken machen, dass meine Tochter mit der Pille dann vielleicht leichter auch die Partner wechseln könnte?

Diese Frage stand lange Zeit im Raum. Insbesondere bei Einführung der Pille vor 60 Jahren hat man immer wieder diskutiert, dass damit alle guten Sitten infrage gestellt werden könnten. Diese Sorge hat sich aber als komplett unbegründet herausgestellt – Mädchen gehen nicht deshalb mit jedem Jungen ins Bett, weil sie durch die Pille geschützt sind. Im Gegenteil, für die meisten Jugendlichen sind

Liebe, Treue und Vertrauen heute wieder ganz wichtige Werte und Voraussetzung für eine intime Beziehung.

Ist es nicht übertrieben, wenn meine Tochter vom Frauenarzt die Pille verschrieben bekommen hat, nur weil sie eine problematische Haut hat?

Nein, das sind zusätzlich zur Verhütung ganz wichtige Zusatznutzen bestimmter Pillen, dass die Pille gut zur Haut und zu den Haaren ist und dass evtl. Regelbeschwerden deutlich besser werden – am besten ist es natürlich dann, wenn ein Mädchen auch noch sicher verhüten möchte. Aber der Leidensdruck kann bei manchen Mädchen so hoch sein, wenn Pickel und Akne überdurchschnittlich am Selbstbewusstsein nagen, dass die Pille alleine aus diesen Gründen verordnet wird.

Aber hat die Pille nicht auch starke Nebenwirkungen?

Die Pille ist ein Medikament und kann wie alle Medikamente auch Nebenwirkungen haben.

In den ersten drei Monaten muss sich meistens erst einmal ein harmonisches Gleichgewicht einpendeln zwischen den körpereigenen Hormonen und denen der Pille. Dadurch kommt es manchmal dazu, dass die Brust spannt, vielleicht bemerken junge Mädchen auch mal Stimmungsveränderungen, leichte Zwischenblutungen oder verstärkten Appetit. Aber das sollte nach drei Monaten wieder vorbeigehen.

Was können Sie als Mutter tun?
Wenn diese Beschwerden anhalten oder andere bisher nicht bekannte Beschwerden auftreten, dann ermuntern Sie Ihre Tochter, damit zu ihrer Frauenärztin / ihrem Frauenarzt zu gehen. Möglicherweise wird sie / er Ihre Tochter auch auf eine andere Pille umstellen.

Und können Sie Einfluss darauf nehmen, dass Ihre Tochter unter Pilleneinnahme möglichst nicht raucht? Dass es 100 gute Gründe gibt, warum sie nicht rauchen sollte, das weiß sie längst. Aber die Pille ist vielleicht sogar der wichtigste Grund, weil die Kombination von Pille und Rauchen im Einzelfall wirklich stark gesundheitsgefährdend sein kann.

Tipp

Je jünger Jugendliche sind, desto knapper sollte die Information sein. 11–13-jährige Mädchen sollten erfahren, welche Möglichkeiten der Verhütung es grundsätzlich gibt (s. Mädchen fragen Mädchenfragen – Das Buch für Mädchen ab 11 Jahren S. 105). Denn warum auch sollte man sich Details zur Verhütung merken, wenn das Thema in der eigenen Realität noch gar keine Bedeutung hat? Nähere Informationen sind erst dann interessant, wenn es dazu eine eigene Betroffenheit gibt.

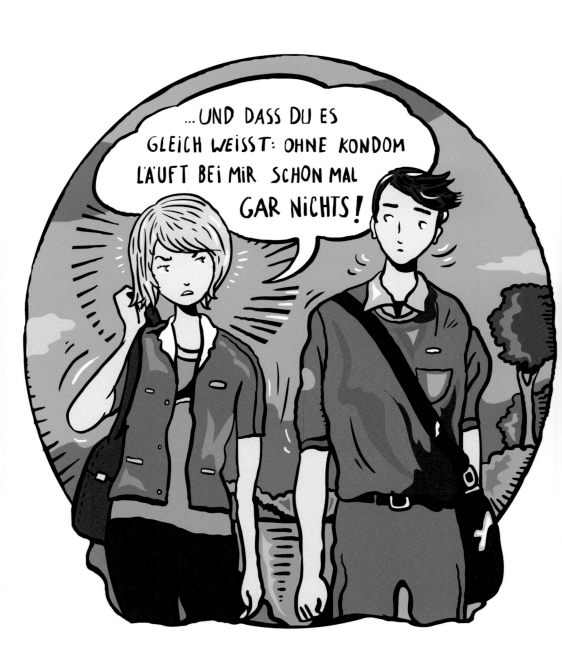

Den eigenen Körper schützen lernen – Junge Mädchen und sexuell übertragbare Infektionen (STI)

Jugendliche gelten gemeinhin als besonders gesunde Bevölkerungsgruppe, vielen Jugendlichen ist ein subjektives Gefühl der Unversehrtheit zu eigen.

Ganz grundsätzlich haben sich Intimbeziehungen heute aus traditionellen Bindungen gelöst. Die Chancen erotischer Bedürfnisbefriedigung sind gewachsen, partnerschaftliche Sexualpraktiken haben eine Diversifizierung erfahren, insbesondere der Oralverkehr ist unter Jugendlichen weit verbreitet.

Seit dem Jahr 2000 wird aber auch ein „Come back" der beim Geschlechtsverkehr übertragenen Infektionen, den STI (sexually transmitted infections) beobachtet, Infektionen mit **Chlamydien (CT)** und **Humanen Papillomviren (HPV)** gelten als häufigste STI in Deutschland. In der Konsequenz steht es nicht wirklich gut um die Mädchengesundheit, und die Verbreitung sexuell übertragbarer Infektionen ist bei jungen Mädchen deutlich höher als unter erwachsenen Frauen.

Warum sind junge Mädchen besonders empfänglich für sexuell übertragbare Infektionen?

Dafür gibt es mehrere Gründe:

- Es wird davon ausgegangen, dass **die Reifung der lokalen Immunabwehr in der Scheide Zeit braucht**. Ein junges Mädchen ist also auch in immunologischer Hinsicht Jungfrau, wenn sie noch keinen Kontakt mit männlichen Fremdkeimen gehabt hat, Jugendlichkeit stellt damit per se ein Risiko für die Infektion mit einer STI dar.
- Viele Mädchen haben **beim „1. Mal" ältere erfahrene Partner**, wodurch sich bei ungeschütztem Verkehr die Wahrscheinlichkeit einer Infektion erhöht.
- Die Reifung der reproduktiven Abläufe von der 1. Regel (Menarche) bis hin zum Ablauf regelmäßiger Zyklen braucht Zeit. Bis zu 30 Monate nach der Menarche haben viele Mädchen noch Zyklen ohne regelmäßigen Eisprung, d. h. **viele junge Mädchen befinden sich in ihren ersten „fruchtbaren" Jahren hormonell in einer Situation, die sie besonders anfällig sein lässt für die Infektion mit sexuell übertragbaren Keimen**. Bei jungen Mädchen ist unter dem

dominierenden Einfluss der Östrogene der **Eingang zur Gebärmutter (Muttermund oder Portio)** von einer sehr empfindlichen und für sexuell übertragbare Krankheitserreger wie Chlamydien oder HPV empfänglichen Schleimhaut bedeckt (Portioektopie).

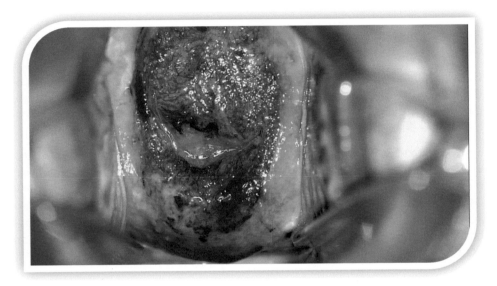

Der Eingang zur Gebärmutter (Muttermund) ist bei jungen Mädchen eine leicht infizierbare Kontaktstelle für sexuell übertragbare Infektionen [19]

- Im **Gebärmutterhals (Zervix)** junger Mädchen wird reichlich weißes Sekret produziert. Dadurch ist der Gebärmutterhals **für Mikroorganismen viel leichter passierbar als dies im Erwachse**nenalter **möglich ist.**

Generell kann festgehalten werden, dass die Pubertät an sich ein Risiko darstellt für sexuell übertragbare Krankheiten, insbesondere für Chlamydien und HPV. Deshalb ist die Infektion mit einer STI oftmals schon die Konsequenz des „1. Mal" und dieses Risiko ist logischerweise umso größer, je früher das „1. Mal" stattfindet und je häufiger die Sexualpartner gewechselt werden. In der Tat kein optimaler Start in die Sexualität – weder in kulturell-emanzipatorischer noch in infektiologischer Hinsicht.

70–80 % aller sexuell aktiven Menschen kommen aufgrund der weiten Verbreitung im Laufe ihres Lebens in Kontakt mit Chlamydien und / oder HPV – das holt man sich wie einen Schnupfen. Aber die meisten Menschen sind in der Lage, diese Infektion auch wie einen Schnupfen zu bekämpfen – allerdings nicht alle. Und mit jedem Partnerwechsel muss sich wieder ein neues Gleichgewicht der Keime etablieren.

Fazit

Der gesellschaftliche sexuelle Liberalisierungs- und Sexualisierungsdiskurs der letzten Jahre hat neue Sexualverhältnisse geschaffen, was in jeder Hinsicht sexuell gebildete junge Menschen erfordert, die mit den gewachsenen Freiheiten kompetent und verantwortlich umzugehen gelernt haben müssen. **Denn gegen beide sexuell übertragbare Infektionen gibt es einen perfekten Schutz.**

Chlamydien – eine heimliche Epidemie unter Jugendlichen

Chlamydia trachomatis ist in Europa und USA das häufigste sexuell übertragene Bakterium mit einer wachsenden Zahl Infizierter und gilt als Hauptverursacher infektionsbedingter Unfruchtbarkeit. In einer von mir initiierten Chlamydientestung junger Mädchen in Berliner Frauenarztpraxen hatten bereits 10 % der symptomfreien 17-Jährigen eine frische Chlamydieninfektion – und das nach durchschnittlich 1,9 Jahren Geschlechtsverkehr.

Bei Mädchen und jungen Frauen beginnt eine **Chlamydieninfektion** zumeist mit einer Entzündung der Gebärmutter, die lange oder überhaupt weitgehend symptomlos bleiben oder sich seltener durch gelblich-klebrigen Ausfluss, leichte Zwischenblutungen oder durch diskrete Unterbauchbeschwerden äußern kann – aber durchaus nicht muss. Im weiteren Verlauf breitet sich die Entzündung bei anhaltender Symptomarmut auf die Eileiter aus, wo sie zu einer Vereiterung mit nachfolgender Verklebung und Zerstörung führen kann.

Bis die Chlamydieninfektion bemerkt wird, vergehen allerdings in der Regel viele Jahre, und das meistens erst dann, wenn der Kinderwunsch in den Vordergrund tritt: Jede 4.–5. Frau mit einer Chlamydieninfektion ist von einer nachfolgenden Unfruchtbarkeit betroffen. Bereits heute können geschätzte 100. 000 Frauen in Deutschland aufgrund einer abgelaufenen Chlamydieninfektion auf natürlichem Wege keine Kinder mehr bekommen.

Schutz vor einer Chlamydieninfektion:

- **Kondome schützen** nahezu sicher!
- Es gibt ein **jährliches Testangebot für junge Frauen bis 25 Jahren auf Chlamydien,** dessen Kosten von den Krankenkassen übernommen werden. Für diesen Test braucht die Frauenärztin / der Frauenarzt eine Urinprobe.
- Wie jede bakterielle Infektion (z. B. vereiterte Mandeln, vereiterte Zahnwurzel, vereitertes Nagelbett) lässt sich auch die Chlamydieninfektion mit Antibiotika komplett ausheilen, wenn sie früh genug erkannt wurde.

Humanes Papillomvirus (HPV) – Gebärmutterhalskrebs-Impfung

Das Humane Papillom-Virus (HPV)

Seit den 70er Jahren besteht die wissenschaftlich begründete Annahme, dass Humane Papillomviren (HPV) Auslöser von Gebärmutterhalskrebs sind. Mittlerweile sind über 100 Typen der HP-Viren bekannt, die eine Infektion des Genitaltraktes verursachen können und die in **Niedrigrisiko- und Hochrisiko-Typen** eingeteilt werden. Hochrisiko-Typen können bei anhaltender Infektion **Gebärmutterhalskrebs (Zervixkarzinom) und andere Krebsarten** auslösen, wohingegen Niedrigrisiko-Typen vorwiegend harmlose, aber dennoch sehr lästige und das Sexualleben sehr einschränkende **Genitalwarzen** bei Männern und Frauen hervorrufen. Die Infektion mit humanen Papillomviren (HPV) ist die häufigste durch Geschlechtsverkehr übertragene Virusinfektion weltweit und eine häufige Infektion bei jungen Mädchen / Frauen. Etwa acht von zehn Menschen (= 80 %) infizieren sich deshalb im Laufe ihres Lebens mit HPV. **Abgesehen von den Genitalwarzen bleibt die Infektion meist unbemerkt und verschwindet** innerhalb von sechs bis 24 Monaten wieder – das Immunsystem schafft es von alleine, mit den Viren fertig zu werden. In den meisten Fällen handelt es sich also um vorübergehende Infektionen, die aber keine Immunität hinterlassen, sondern man kann sich beim Partnerwechsel immer wieder neu infizieren.

Gebärmutterhalskrebs (Zervixkarzinom)

Voraussetzung für die Entstehung von Gebärmutterhalskrebs ist eine über Jahre anhaltende HPV-Infektion, was in 10 % aller HPV-Infektionen der Fall ist. **Länger anhaltende Infektionen** mit Hochrisiko-HPV können also über Vorstufen zu Gebärmutterhalskrebs führen. Wenn diese Krebsform in den letzten drei Jahrzehnten eingedämmt werden konnte, so ist das der Teilnahme vieler Frauen an der jährlichen Krebsvorsorgeuntersuchung zuzuschreiben. Aber auch die Diagnose einer durch HPV ausgelösten Krebsvorstufe, mit der man in ständiger frauenärztlicher Überwachung bleiben muss, bedeutet für eine junge Frau eine hohe psychische Belastung. Nichtsdestotrotz sterben in Deutschland alljährlich immer noch zwischen **1.500 und 1.600 Frauen** an Gebärmutterhalskrebs.

Impfung gegen Humane Papillomviren

Seit einigen Jahren gibt es Impfstoffe gegen eine Infektion mit den häufigsten humanen Papillomviren. Die Ständige Impfkommission (STIKO) empfiehlt die Impfung gegen HPV für alle Mädchen (und Jungen) im Alter von 9 bis 14 Jahren, die Kosten werden von den Krankenkassen erstattet. Bis spätestens zum vollendeten 18. Lebensjahr können versäumte Impfungen nachgeholt werden. Weil HPV-Infektionen so häufig sind und die meisten Menschen schon bei den ersten sexuellen Kontakten mit diesen Viren infiziert werden, liegt der beste Zeitpunkt für die HPV-Impfung vor dem Beginn der sexuellen Aktivität, ist aber auch danach immer noch sinnvoll.

Was für ein Gefühl mag es deshalb gewesen sein, als Ihr Arzt Sie darauf angesprochen hat, dass Sie Ihre 11-jährige Tochter gegen HPV / Gebärmutterhalskrebs impfen lassen sollten? Vielleicht haben Sie gedacht: „Meine Tochter? Jetzt in diesem Alter? Eigentlich soll sie doch erstmal langsam aus den Kinderschuhen herauswachsen, ehe man sie mit den dunklen Seiten von Liebe und Sexualität konfrontiert." Das stimmt unbedingt, aber die Impfung ist unabhängig vom „1. Mal" umso wirkungsvoller, je jünger ein Mädchen ist. Deshalb sind für einen optimalen Impfschutz altersabhängig zwei bis drei Injektionen des Impfstoffs innerhalb von sechs Monaten erforderlich: Mädchen von 9–14 Jahren benötigen nur 2 Impfdosen, Mädchen von 15–18 Jahren müssen sich für einen vollständigen Impfschutz dagegen 3 Mal impfen lassen. Dieser Impfstoff wird wie alle Impfungen vorzugsweise in die Muskulatur des Oberarms gespritzt und nicht etwa in den Gebärmutterhals, wie Mädchen immer wieder besorgt vermuten.

Für die Impfung stehen zwei verschiedene Impfstoffe zur Verfügung: Der eine schützt vor den 7 häufigsten an der Krebsentstehung beteiligten HPV-Hochrisikotypen und verhindert damit 95 % der Zervixkarzinome sowie nahezu 100 % der Genitalwarzen. Der andere bietet Schutz vor zwei der Hochrisiko-HPV-Typen, die für ca. 70 % der Zervixkarzinome verantwortlich sind. **Ihr impfender Arzt wird mit Ihnen zusammen klären, welcher der Impfstoffe für Ihre Tochter empfehlenswert ist.**

Die Nachbeobachtungsdauer der in den Studien geimpften Mädchen und Frauen beträgt bisher 15 Jahre. Über diesen Zeitraum hielt der HPV-Impfschutz vollständig an, **eine Auffrischung der Impfung erscheint derzeit nicht notwendig.**

Die HPV-Impfung wird als sicher und gut verträglich eingeschätzt. Die **Nebenwirkungen** entsprechen denen aller anderen Impfungen: Die am häufigsten aufgetretenen unerwünschten Wirkungen waren **örtliche Reaktionen** (Rötung, Schwellung, Schmerzen) an der Einstichstelle (90 %). Bei einer von zehn Geimpften wurde eine vorübergehende Temperaturerhöhung beobachtet. Nicht auszuschließen sind Übelkeit, Erbrechen, Magen-Darm-Beschwerden sowie vorübergehende grippeähnliche Symptome, die aber als Anzeichen für die erwünschte

Reaktion des Organismus mit dem Impfstoff gedeutet werden müssen („Der Impfstoff wirkt"). Schwere Erkrankungen (Multiple Sklerose) oder gar Todesfälle, über die in Medien berichtet wurden, hatten zwar einen zufälligen zeitlichen, aber keinen ursächlichen Zusammenhang mit der HPV-Impfung – **„danach" also und nicht „deswegen".**

Schutz vor einer HPV-Infektion:

- **Das Kondom** bietet einen guten, aber keinen ausreichenden Schutz gegen HPV. Insbesondere die Genitalwarzen auslösenden Low Risk-HP-Viren werden schon durch bloßen Hautkontakt übertragen, z. B. können durch die Rasur der Schamhaare HP-Viren über Mikroverletzungen der Haut in den Genitalbereich übertragen werden
- **Die HPV-Impfung schützt sehr wirksam** vor dem Zervixkarzinom und allen anderen HPV-bedingten Karzinomen sowie außerdem vor Genitalwarzen. Die jährliche Vorstellung beim Frauenarzt wird trotzdem auch wegen aller anderen gynäkologisch relevanten Themen weiterhin empfohlen

Chlamydien und HPV führen im öffentlichen Bewusstsein ein Schattendasein in Zeiten von HIV und AIDS

Chlamydien und HPV führen im Gegensatz zu HIV / AIDS ein Schattendasein im gesellschaftlichen und schulischen Aufklärungskontext, obwohl die HIV-Infektion und AIDS rein statistisch im Jugendalter so gut wie keine Rolle spielt. **Aber das Thema HIV / AIDS bietet weit mehr Spektakuläres als jede andere STI:** AIDS war in den 90er Jahren tödlich, mit der Eröffnung eines positiven Testergebnisses wurden alle Zeiger auf „0" gestellt und die gesamte Existenz in ein „Vorher" und „Nachher" eingeteilt. AIDS wurde zu einer Metapher für menschliches Verhalten schlechthin – für Verdrängung, Tabuisierung, Ignoranz, Kommunikationsprobleme, Freiheitsberaubung, Fremdbestimmung, Grenzsetzung, sexuelle Liberalisierung und sexuelle Restauration, moralische Panik und Wünsche nach Selbst- und Fremdbestrafung – das klingt bis heute nach.

Damit sexuelle Gesundheit nicht schon auf der Wissensebene scheitert, müssen wegen der deutlich zunehmenden Verbreitung die Anstrengungen zur Prävention insbesondere derjenigen STI intensiviert werden, mit denen in Kontakt zu kommen kein besonders riskantes Sexualverhalten voraussetzt, sondern die eine nahezu logische Konsequenz jeglicher sexueller Aktivität sind. Das gilt insbesondere für HPV und Chlamydien als den in Deutschland am weitesten verbreiteten STI.

Wie und warum wir mit Töchtern über Chlamydien und HPV reden sollten

Chlamydien? HPV? Nie gehört…

Die Bundeszentrale für gesundheitliche Aufklärung (BzgA) konstatiert in ihrer Repräsentativstudie „AIDS im öffentlichen Bewusstsein der Bundesrepublik Deutschland" aus dem Jahre 2012, dass auf die Frage nach anderen sexuell übertragbaren Infektionen als AIDS nur 7,3 % der über 16-Jährigen Chlamydien und 3 % Kondylome als ihnen bekannte STI angaben. Fast die Hälfte der Jugendlichen (45,1 %) in Deutschland schätzt die Wahrscheinlichkeit einer Infektion mit sexuell übertragbaren Erregern als gering ein. Als Grund für große Wissenslücken in diesem Thema geben Jugendliche unzureichende Aufklärung im Sexualkundeunterricht an. Aber insbesondere Mädchen sind an diesen Themen sehr interessiert:

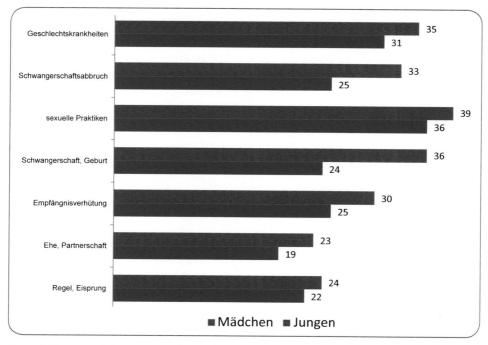

Sexuelle Themen – Informationsdefizite [2]

145

Ganz zweifellos betreffen sexuell übertragbare Erkrankungen in vielfacher Hinsicht einen besonders sensiblen Aspekt menschlicher Existenz, und **das Gespräch insbesondere mit Jugendlichen zu diesem Thema verläuft prinzipiell in einem Spannungsfeld:** Es gibt da zum einen das Anrecht der Jugendlichen darauf, informiert umgehen zu lernen mit ihrer Sexualität, auf der anderen Seite sollte es ein Anliegen sein, den kreativen und lebenslustigen Zugang Jugendlicher zur Sexualität nicht unangemessen zu belasten.

Genau wie beim Thema Kontrazeption (s. Den eigenen Körper schützen lernen – Kontrazeption S. 119) **sollten bei einem Gespräch zu den STI also zwei Aspekte miteinander verbunden werden:** Es soll den jungen Mädchen einerseits zu einem eigenständigen weiblichen sexuellen Selbstbewusstsein verholfen werden, dafür bedarf es der wertschätzenden Aufklärung über den weiblichen Körper und dessen faszinierender Potentiale. Empathische und transparente Aufklärung ist für Mädchen und junge Frauen Voraussetzung für einen verantwortlichen Umgang mit dem eigenen Körper. Denn nur Mädchen, die „Ja" sagen können zu sich selber, können auch „Nein" sagen, wenn sie etwas nicht wirklich wollen (z. B. Sex ohne Kondom).

Andererseits soll aber Prävention geleistet und Schutz gegeben werden. Dabei sollte die Freude an der Erkundung der lebendigen und kraftvollen Potentiale von Lust und Liebe nicht unnötig eingeschränkt werden. Der Gesprächsinhalt sollte also bewusst aufklärungsorientiert und nicht zu stark krankheitsorientiert und angstmachend sein, wenn er Gehör finden möchte. Deshalb müssen wir den Mädchen in verständlicher Sprache Informationen vermitteln, sie zu ihren Vorstellungen und ihrem Wissen befragen, ihnen zuhören und sie zu Rückfragen ermutigen.

Und vor allem müssen dafür die STI durch die Art der Ansprache aus dem **Dunstkreis des Stigma** herauskommen: *„Meine Mutter sagt, ich brauche die Impfung nicht, das holt man sich nur in unhygienischen Zusammenhängen".*

Sich unter dem Einfluss von Liebe und Lust, von neuartigen, von Gefühlsstürmen begleiteten Erlebnissen sicher bewegen zu können, ist eine Option, die ohne Konsequenzen für den gesamten Lebensentwurf nur auf der Basis eines erheblichen Bewusstwerdungsprozesses eingelöst werden kann, der Jugendliche möglichst nah an die praktische Umsetzbarkeit des Wissens heranführt. Dazu gehört auch das Thema Kondome. Mit der **schulterklopfenden Kondom-Botschaft „Mach's mit"** lässt man die Jugendlichen aber in mehrfacher Hinsicht alleine, die Jugendlichen sollten mit ihren Bedenken und Erfahrungen ernstgenommen und die Notwendigkeit des Kondomgebrauchs einsehbar gemacht werden.

Tipp

Es entspricht meiner Erfahrung, dass Mädchen vor dem Hintergrund einer drohenden Sterilität aufgrund einer Chlamydieninfektion im höchsten Maße zum Kondomgebrauch zu motivieren sind. Der Kinderwunsch als eine vital erlebte Dimension von Weiblichsein bedeutet für Mädchen eine wichtige und ganz konkrete Option für den Lebensentwurf. Der Verlust dieser Dimension wird von Mädchen engagierter reflektiert als eine mögliche HIV-Infektion, die üblicherweise das Thema STI im Biologieunterricht dominiert.

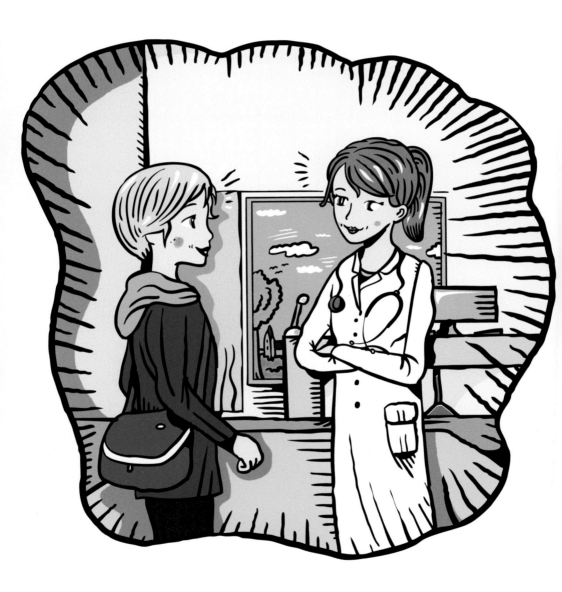

Wenn Ihrer Tochter ärztlicher Rat gut tun würde …
Kinder- und Jugendarzt / Hausarzt / Frauenarzt / Hautarzt*

Junge Mädchen in der Pubertät haben viele Fragen zu ihrer körperlichen Entwicklung, zu Fruchtbarkeit und Schwangerschaft, zur Kontrazeption, zu den sexuell übertragbaren Infektionen (STI), zu Impfungen und zu möglichen Hautproblemen. Nach der Mutter gelten für sie Ärztinnen und Ärzte als präferierte Personen der Wissensvermittlung, und das mit steigender Tendenz:

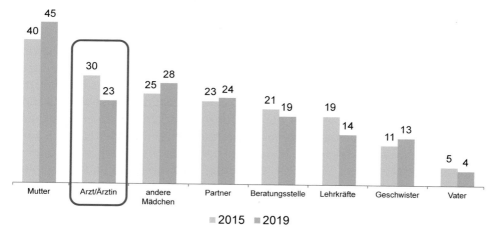

Präferierte Personen zur Wissensvermittlung im 10-Jahresvergleich (Mädchen 14–17 Jahre alt) [1]

Den niedergelassenen Ärztinnen und Ärzten ist es Auftrag und Verpflichtung, sich den Sorgen und gesundheitlichen Problemen Jugendlicher mit fachlichem Knowhow, aber auch mit persönlichem menschlichen Interesse und fürsorglich motiviertem Engagement zu stellen.

---

* Der besseren Lesbarkeit halber haben wir in diesem Kapitel überwiegend das generische Maskulinum verwendet, selbstverständlich sind alle Ärztinnen mitgemeint.

Kinder- und Jugendarzt / Hausarzt

Immer mal fällt einem als Mutter am eigenen Kind dieses oder jenes auf, das man dann aus den verschiedensten Gründen mit einem „Das verwächst sich bestimmt noch" beiseite schiebt. Dies und das verwächst sich tatsächlich manchmal – aber nicht alles „verwächst" sich.

Kinder- und Jugendärzte sowie Hausärzte bieten für **Jugendliche im Alter von 12–14 Jahren die Vorsorgeuntersuchung J 1** an.

Der Kinder- und Jugendarzt / der Hausarzt kennt Ihre Tochter von klein auf – sie / er ist hier jetzt nicht mehr Kinderarzt, sondern Jugendarzt und fungiert als Vertrauensperson.

Vorsorgeuntersuchung J 1

Die **Vorsorgeuntersuchung J 1** ist ein Check der körperlichen und seelischen Gesundheit, der komplett von den Krankenkassen übernommen wird. Im Rahmen dieser Vorsorge werden Größe, Gewicht und der Impfstatus sowie Blut und Urin überprüft. Bei der körperlichen Untersuchung prüft der Arzt die pubertären Entwicklungsstadien sowie den Zustand der Organe, des Skelettsystems und der Sinnesfunktionen. Fehlhaltungen aufgrund von Wachstumsschüben sowie chronische Krankheiten können bei der J1 frühzeitig erkannt und entsprechend behandelt werden. Auch auf eventuelle Hautprobleme und Essstörungen kann eingegangen werden. Wichtiger Bestandteil der J1-Untersuchung ist ein offenes Beratungsgespräch über Sexualität, Verhütung, Suchtgefahren und soziale Probleme in der Familie, im Freundeskreis oder in der Schule.

Mögliche gesundheitliche Risiken in der Pubertät können bei der J 1 frühzeitig erkannt werden, bevor sie zum Problem werden. Ein perfekter, weil gesunder Start in die Pubertät…

Impfen – ein kleiner Piks kann Leben schützen

Der hohe Nutzen von Impfungen ist wissenschaftlich unzweifelhaft bewiesen. Die Impfstoffe gehören zu den nebenwirkungsärmsten injizierbaren Medikamenten. Auf der anderen Seite gibt es nach wie vor bei Eltern Vorbehalte gegen das Impfen und paradoxerweise hat das eine mit dem anderen zu tun. Infektionskrankheiten treten in einer geimpften Bevölkerung nämlich nur noch selten auf. Die verheerende Wirkung schwerer Infektionen, wie sie Migranten und Geflüchtete aus ihren Heimatländern noch sehr gut kennen, gibt es bei uns nicht mehr. Und dass sich bei uns jeder kostenlos dagegen impfen lassen kann, ruft oftmals ungläubiges Erstaunen hervor und trifft auf eine hohe Impfbereitschaft der zu uns ins Land Gekommenen. Dass wir hier in Deutschland leider noch weit entfernt sind von einer ähnlich hohen Impfbereitschaft zeigen immer wieder die Masernausbrüche in Deutschland.

Sind die **Auffrischimpfungen gegen Tetanus, Diphterie, Kinderlähmung und Pertussis (Keuchhusten)** bei Ihrer Tochter bereits früher erfolgt? Sonst sollten diese jetzt bei der Vorsorgeuntersuchung J1 nachgeholt werden.

Und wie steht es um die Impfungen zu den mit Sexualität und Fruchtbarkeit assoziierten Infektionskrankheiten **(Röteln, Hepatitis B)**? Wenn un-geimpfte junge Frauen in der Schwan-

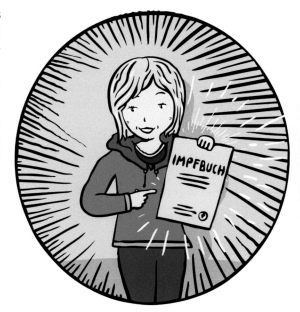

gerschaft **Röteln** bekommen, dann kann das schwerste Schäden beim Kind hervorrufen. **Hepatits B** wird durch Sex übertragen, aber auch schon durch Küssen, ist weit verbreitet und kann zu schwersten Leberschäden führen. Junge Mädchen sollten außerdem die Möglichkeit der **Impfung gegen Humane Papillomviren**, die u. a. Gebärmutterhalskrebs und Genitalwarzen hervorrufen, vom 9.–17. Lebensjahr wahrnehmen.

> **Tipp**
> **Überprüfen Sie doch einmal anhand des Impfbuches den Impfstatus zusammen mit Ihrer Tochter.** Sie selbst kann dann falls nötig den Kontakt zu dem ihr bekannten Kinder- und Jugendarzt / Hausarzt herstellen, ein wichtiger eigenverantwortlicher Schritt im Umgang mit dem eigenen Körper. Mädchen erleben die eigene Arztkonsultation als **einen Initiationsritus auf dem Weg zum Erwachsenwerden**, wenn sie jetzt nicht mehr direkt von der Obhut der Mutter in die Obhut des impfenden Arztes gebracht werden. Geben Sie Ihrer Tochter das Impfbuch mit, dann kann sich die Ärztin / der Arzt am schnellsten einen Überblick verschaffen.

Frauenarzt

In Hunderten von Frauenarztpraxen deutschlandweit verstehen sich Frauenärztinnen / Frauenärzte bewusst als kompetente Ansprechpartner speziell für
die gesundheitlichen Probleme junger Mädchen und als Gesprächspartner für
die durch die Pubertät neu entstandenen Fragen.

Der Frauenarzt ist für Ihre Tochter da…

… immer wenn sie Fragen hat

… immer wenn sie etwas beunruhigt, z. B.
- wenn die Regel länger als 4–6 Monate wegbleibt (ohne Sex)
- wenn die Regel länger als 1 Monat wegbleibt (mit Sex)
- wenn sie mit 16 Jahren noch keine Regel hat
- wenn die Regel immer ungewöhnlich stark ist
- wenn die Regel immer sehr schmerzhaft ist
- wenn monatlich zunehmende Bauchschmerzen ohne Regelblutung bei sonst
  entwickeltem Körper auftreten
- wenn mit 14 Jahren weder die Brust noch Scham- und Achselhaare wachsen
- wenn sie eine Entzündung hat (Jucken, Brennen, Ausfluss)
- wenn sie sich Gedanken um Schwangerschaftsverhütung macht

In welchem Alter gehen Mädchen zum 1. Mal zum Frauenarzt?

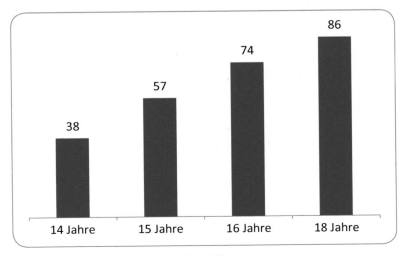

Besuch bei einem Frauenarzt (Anteile nach Alter) [1]

Ca. die Hälfte aller jugendlichen Patientinnen hatte mit 15 Jahren ihren ersten Kontakt mit einem Frauenarzt

Der häufigste Anlass, warum junge Mädchen von sich aus zum 1. Mal eine Frauenarztpraxis aufsuchen, sind **Probleme mit der Menstruation, der Wunsch nach Verschreibung der Pille, unklare Unterleibsbeschwerden, die HPV-Impfung und die Sorge, schwanger zu sein** [2].

Oft werden sie dabei von ihrer Mutter begleitet, situativ könnte es dem Gespräch aber nutzen, wenn Mütter ihrer Tochter zwischendrin auch mal die Gelegenheit geben, **mit der Frauenärztin / dem Frauenarzt alleine zu sprechen.** Vielleicht ist sie beunruhigt von irgendetwas, was sie Ihnen nicht gerne erzählen möchte – vielleicht weil es ihr peinlich ist, weil sie nicht immer wieder darauf angesprochen werden möchte, weil sie vielleicht ein Geheimnis hat, das sie lieber mit jemandem Kompetenten, aber Außenstehenden besprechen würde.

Ist eine gynäkologische Untersuchung unbedingt notwendig?

Um die Antwort vorweg zu nehmen: Nein, eine gynäkologische Untersuchung ist meistens nicht unbedingt notwendig.

Wenn Mädchen zum 1. Mal einen Frauenarzt aufsuchen, dann dominieren in der Regel **Ängste.** Zu viele Geschichten ranken sich um dieses Ereignis: es kostet einfach Überwindung, Dinge anzusprechen, die Teil der Intimsphäre sind und sich gegebenenfalls bei einem Menschen auszuziehen, den man nicht kennt. Und dann gibt es da noch den **gynäkologischen Untersuchungsstuhl,** den man in diesem Alter nur durch Unterdrückung sämtlicher Schamgefühle überlebt. Vielleicht können Sie sich selber auch noch daran erinnern? Die negativen Empfindungen und Erfahrungen beim ersten Frauenarztbesuch ("peinlich", "beschämend", "schrecklich"), von denen die Mädchen oft genug berichten, lassen ganz sicher nicht den Schluss auf einen tatsächlich unangemessenen Umgang mit der jugendlichen Patientin zu. Im Gegenteil, vielmehr steht zu vermuten, dass es – je jünger ein Mädchen ist, umso wahrscheinlicher – das Überschreiten der Körpergrenzen durch einen fremden Menschen anlässlich der Untersuchung ist, was das Gefühl notwendiger Selbstabgrenzung durcheinanderbringt und deshalb von einer Jugendlichen negativ erlebt wird. Aber Frauenärztinnen und Frauenärzte wissen darum, und die gynäkologische Untersuchung wird – wenn es irgend geht – bei einem Erstkontakt vermieden. Viele Diagnosen lassen sich auf einer normalen Liege per Ultraschall abklären.

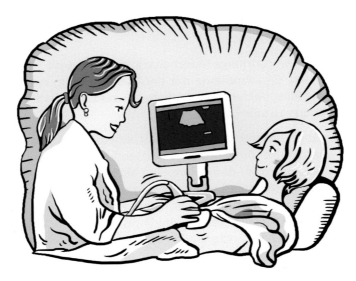

Und selbst zur Pillenverschreibung ist eine gynäkologische Untersuchung nicht Voraussetzung, schon gar nicht dann, wenn die Angst vor dem gynäkologischen Stuhl dazu verleiten würde, auf eine sichere Kontrazeption zu verzichten. Dass auch Schamgefühle dahinterstehen, wenn Mädchen zunächst eine Frauenärztin einem Frauenarzt vorziehen, ist leicht nachvollziehbar. Mit fortschreitendem Alter spielt dann das Geschlecht des Frauenarztes keine Rolle mehr, wichtiger ist, dass er sich Zeit nimmt und dass er vertrauenswürdig ist.

Die HPV- Impfung: Ein guter, weil vertrauensbildender Anlass, zum 1. Mal zum Frauenarzt zu gehen

Vielleicht mögen Sie Ihre Tochter bei Ihrem nächsten eigenen Vorsorgetermin einfach mal wegen der HPV-Impfung mitnehmen?

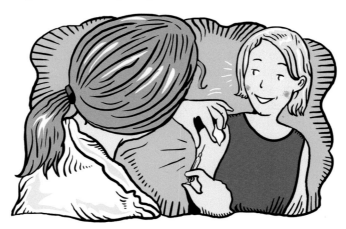

Dann kann sie sich, während Sie im Untersuchungszimmer sind, die Praxis aus einer sicheren Distanz heraus ansehen, kann die dort arbeitenden Menschen kennenlernen und Zutrauen gewinnen. Mit dem Wunsch nach einer HPV-Impfung kann sie ein Gefühl der Zugehörigkeit erleben, ohne in die Verlegenheit zu kommen, von der Situation überfordert zu werden.

Aber auch ein spezielles gynäkologisch ausgerichtetes Präventionsangebot für junge Mädchen ist in vielen Frauenarztpraxen etabliert:

- Spezialsprechstunde für junge Mädchen („Mädchen-Sprechstunde")
  In dieser Zeit, z. B. an einem Nachmittag in der Woche / im Monat werden nur Mädchen individuell beraten.
- Info-Nachmittag für Mädchen einer Klasse, denen im Rahmen des Sexualkundeunterrichts der Besuch in einer Frauenarztpraxis angeboten wird und der Raum für Fragen und Gespräche in der Gruppe bietet.
- Ein „Tag der offenen Tür" in der gynäkologischen Praxis ist ein Angebot an Jugendliche, die Praxis und den Frauenarzt unverbindlich kennenzulernen.
- Unterstützung des Sexualkundeunterrichts in der Schule, wozu eine Frauenärztin / ein Frauenarzt eingeladen werden kann, die / der dann die offen gebliebenen Fragen beantworten kann.

Mütter fragen – Mütter wissen

Wann sollte meine Tochter eigentlich mal zum Frauenarzt gehen?

Kein Mädchen muss zur „Kontrolle" zum Frauenarzt gehen. Wenn ein Mädchen sehr gut aufgeklärt wurde und wenn es seinen Körper und dessen Äußerungen gut kennt, dann kann es die Verantwortung für seinen Körper sehr gut selber übernehmen. In den Medien hören und lesen Mädchen aber sehr viel, und es ordnet sich alles nicht von alleine zu einem verstehbaren Ganzen. Und wie kann man sicher sein, dass die jeweilige Information auch richtig ist? Veränderungen wie Brennen, Jucken, Schmerzen, Ausfluss oder Blutungsstörungen werden das Mädchen veranlassen, damit zum Frauenarzt zu gehen. Also auch immer dann, wenn Ihre Tochter eine Frage hat, wenn sie durch etwas beunruhigt ist oder wenn sie etwas an sich bemerkt, was Krankheitswert haben könnte, sind Frauenärztinnen und Frauenärzte für sie da und gerne bereit, jungen Mädchen ihre Fragen zu beantworten und ihre Sorgen abzuklären – und manche Frauenärztinnen / Frauenärzte halten sogar das Angebot einer speziellen Mädchen-Sprechstunde vor.

Was können Sie tun?

Sprechen Sie mit Ihrer Tochter rechtzeitig darüber, was sie beim Frauenarzt erwartet. Und erzählen Sie ihr, dass sie, wenn die Beschwerden nicht nur durch eine gynäkologische Untersuchung abgeklärt werden können, in der Regel auch selbst

bestimmen kann, ob und wann sie untersucht werden möchte. Und dass Schamgefühle, wenn eine Untersuchung unumgänglich ist, ganz normal sind und dass
die Frauenärztin / der Frauenarzt darum weiß.

Soll ich meine Tochter bei Ihrem ersten Frauenarztbesuch begleiten?

Manche Mädchen fühlen sich im Schutz der Mutter sehr sicher, zumal wenn Beschwerden mit evtl. Krankheitswert der Anlass des Arztbesuchs sind. Wenn für
ein Mädchen der erste Frauenarztbesuch aber ein selbständiger Schritt hin zum
Erwachsenwerden ist, hinter dem der Wunsch nach eigenständigem verantwortlichen Umgang mit dem eigenen Körper steht, dann möchte Ihre Tochter diesen
Schritt vielleicht auch ganz selbständig tun. Möglicherweise möchte sie auch eine
Freundin, die ebenfalls Fragen hat, mitnehmen. Und wenn der Wunsch nach
sicherer Kontrazeption der Anlass für den ersten Frauenarztbesuch ist, dann geht
ein Mädchen vielleicht auch gerne zusammen mit ihrem Freund dorthin – denn
Verhütung geht beide an.

Was kann ich tun?

*Zeigen Sie Verständnis dafür, wenn Ihre Tochter Ihnen erzählt, dass sie zum
Frauenarzt gehen möchte, und dass sie das gerne alleine machen möchte. Mit der
ersten Regel wird Ihre Tochter definitiv zuständig für ihren eigenen Körper, und
mit dem Wunsch nach einem Besuch beim Frauenarzt beweist sie, dass sie wert-
schätzend und verantwortlich mit ihrem Körper umgeht – herzlichen Glückwunsch
zu einer Tochter, auf die Sie sich so verlassen können. Bieten Sie ihr evtl. Unterstützung bei der Terminabsprache an und erinnern Sie sie daran, dass sie angeben
möchte, wenn es nur um ein Gespräch ohne Untersuchung gehen sollte, damit die
Helferin den notwendigen Zeitrahmen einplanen kann. Erinnern Sie sie außerdem
an die Chipkarte der Krankenkasse. Und vielleicht ist für Ihre Tochter auch der Tipp
wertvoll, dass sie den Frauenarztbesuch so terminiert, dass sie nicht gerade ihre
Regel hat. Der Hinweis darauf, dass man praktischerweise einen weiten Rock
anzieht, den man auf dem Untersuchungsstuhl anbehalten kann, wird Ihrer Tochter das peinliche Gefühl ersparen, nach der Untersuchung für kurze Zeit nackend
unter Angezogenen im Untersuchungszimmer zu stehen.*

*Aber vielleicht bittet Ihre Tochter auch darum, dass Sie sie bei ihrem ersten
Frauenarztbesuch begleiten möchten. Dahinter kann die Angst vor der fremden
Umgebung oder dem Untersuchungsstuhl stehen, vielleicht gibt es auch ein be-
sonderes frauensolidarisches Gefühl zwischen Mutter und Tochter in dieser Situa-
tion. Sie könnten Ihrer Tochter dann anbieten, bei einer evtl. notwendigen Unter-
suchung im Wartezimmer zu bleiben und ihr so das Gefühl von Respekt vor ihrer
Intimsphäre vermitteln. Und wenn Ihre Tochter Ihre Nähe braucht, dann halten
Sie sich bei der Untersuchung am Kopfende des Untersuchungsstuhls auf.*

Darf der Frauenarzt meiner Tochter die Pille verschreiben ohne meine Einwilligung?

Das ist eine auch unter Gynäkologen immer wieder diskutierte Frage, die jetzt von juristischer Seite so geregelt wurde:

Bei Mädchen vor dem vollendeten 14. Lebensjahr sollte, wenn immer möglich, die Einwilligung durch die Eltern herbeigeführt werden. Bei Mädchen, die älter als 16 Jahre alt sind, geht man davon aus, dass sie wissen, was sie tun und unterstellt ihnen eine eigenständige Einwilligungsfähigkeit, d. h. die Eltern müssen nicht in Kenntnis der Pillenverschreibung sein. Der Frauenarzt unterliegt der ärztlichen Schweigepflicht.

Bei jungen Mädchen zwischen 14 und 16 Jahren muss sich der Frauenarzt der sog. Einwilligungsfähigkeit des jungen Mädchens versichern, d. h. er muss prüfen, ob das Mädchen vernünftig genug ist, ihr Tun zu überblicken. Dabei geht man in aller Regel davon aus, dass ein Mädchen, das Sex hat und das eigenständig um den Rat eines Frauenarztes nachsucht, eigentlich damit schon beweist, dass sie verantwortlich zu handeln in der Lage ist.

Was kann ich als Mutter tun?

Es ist nachvollziehbar, dass es Sie beunruhigen mag, wenn eine Tochter solche wichtigen Gänge jetzt evtl. ohne das Zutun der Mutter tätigen möchte, die ja bisher verantwortlich war und die die Interessen der Tochter bisher immer so gut zu vertreten wusste. Vertrauen Sie Ihrer Tochter, die vielleicht nur einen kompetenten Rat erfragen möchte. Und wenn es doch um die Verschreibung der Pille geht? Dann bedenken Sie bitte, dass es zu diesem Zeitpunkt wahrscheinlich nicht mehr um die Frage geht, ob Ihre Tochter mit ihrem Freund schläft oder nicht, sondern wahrscheinlich eher um die Frage, ob sie dies mit oder ohne Verhütung tut. Und vertrauen Sie dem Gespräch und dem Rat des Frauenarztes Ihrer Tochter.

Hautarzt

Der Mensch ist von oben bis unten in Haut eingehüllt...

Die Haut ist das größte Organ des Menschen. Die Aufgaben dieses Organs sind vielfältig. Als mechanische und chemische Barriere schirmt die Haut die inneren Organe von der Umwelt ab. Sie ist Teil des Immunsystems, hält die Wärmeregulation aufrecht und stellt ein Sinnesorgan dar.

Unterschiedliche Menschen haben **unterschiedliche Hauttypen:**

Menschen mit **heller Hautfarbe**, rötlichem, blonden oder braunen Haaren und blauen, grauen oder grünen Augen neigen zu Sommersprossen (Pippi Langstrumpf!), werden in der Sonne langsamer braun und neigen zu Sonnenbrand. Wohingegen Menschen mit **dunklerer Hautfarbe**, braunen Augen und braunschwarzem Haar schnell bräunen, kaum Sommersprossen haben und selten Sonnenbrand bekommen.

Zusammen mit Haaren und Nägeln prägt die Haut aber auch das einzigartige Erscheinungsbild des Menschen und stellt eines der wichtigsten Merkmale dar, über die die Attraktivität eines Menschen definiert **oder anderenfalls auch das Selbstbewusstsein eines Menschen erheblich beeinträchtigt wird.**

Pickel, Mitesser & Co

Eiterpickel bzw. eine Akne entstehen, weil der Kanal, der von der Talgdrüse zur Hautoberfläche führt, durch eine übermäßige Verhornung der Hautzellen verstopft und so der dort gebildete Talg zurückgehalten wird. Gleichzeitig ist unter dem Einfluss der männlichen Hormone (Androgene) die Talgproduktion erhöht. In dem gestauten Talg können sich Bakterien gut vermehren. Die Masse aus Fett, Hornzellen, weißen Blutkörperchen und Bakterien bläht die Talgdrüse langsam auf, bis sie dem Druck nicht mehr standhält und sich ihr Inhalt in das umgebende Gewebe entleert.

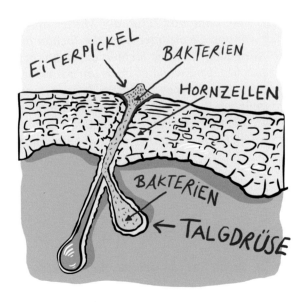

Da **die männlichen Hormone (Androgene)** für die Entstehung unreiner Haut verantwortlich sind und Mädchen davon naturgemäß deutlich weniger besitzen als Jungen, ist die Akne geschlechtsspezifisch auch unterschiedlich stark häufig ausgeprägt. Bei Mädchen bleiben es in aller Regel nur Pickel, während bei Jungen eine ausgeprägte Akne nicht selten ist.

Akne ist weder gefährlich noch ansteckend. Wichtig ist es, nicht selbst an den Mitessern und Pickeln herumzudrücken und stattdessen eine medizinisch ausgebildete Kosmetikfachkraft um Hilfe zu bitten. Während es bei leichter Akne genügen kann, mit geeigneten Pflegeprodukten (pH-neutrale Waschlotion, fettfreie Hautcreme, Peelingprodukte) zu behandeln, ist es bei ausgeprägteren Formen sinnvoll, **einen Hautarzt** aufzusuchen und sich von ihm beraten zu lassen.

Unreine Haut / Akne kann für Jugendliche seelisch sehr belastend sein

Wenn Mädchen sich mit ihren oft weniger starken Hautproblemen doppelt so oft in hautärztliche Behandlung begeben als die Jungen, dann lässt sich das mit deren ausgeprägterem Wunsch nach Attraktivität und deren größerer Bedeutung für das Selbstbewusstsein leicht erklären.

Die Behandlung erfolgt befundabhängig: Wird bei der **milden Form von Akne** vielleicht nur mit bestimmten Gels oder Cremes behandelt, so kommt eine zusätzliche innerliche Therapie mit Antibiotika oder Retinoiden erst ab der **mittelschweren bis schweren Akne** zum Einsatz. Bei der seltenen schweren Akne junger Mädchen kann zusätzlich auch die Pille mit einer bestimmten Hormonkombination verordnet werden. In jedem Fall ist **Geduld wichtig,** da die größte Besserung des Befundes erst zwischen der 8. und 24. Behandlungswoche eintritt.

Unterstützen Sie als Mutter Ihre Tochter auch bei ihren Problemen mit der Haut und raten Sie ihr, möglichst frühzeitig einen Hautarzt zu konsultieren. Es geht um nichts Geringeres als um das Selbstbewusstsein Ihrer Tochter und darum, weitreichende Hautschäden mit Narbenbildung zu verhindern.

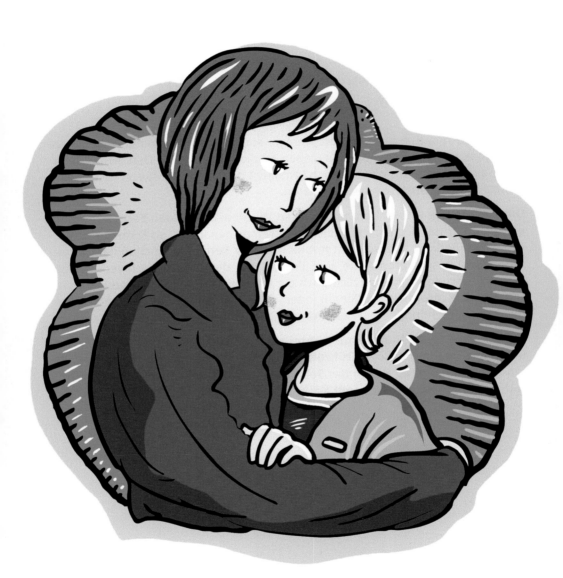

Ein Wort zum Schluss ...

Die Zeit zwischen 10 und 20 Jahren ist die Zeit der vielen kleinen Schritte hin zum Erwachsenwerden. Die Verunsicherung durch die körperlichen und seelischen Umstrukturierungsprozesse in dieser Zeit ist normal und sollte nicht pathologisiert werden. Aber Mädchen sollten frühzeitig Gelegenheit haben, diesen veränderten Körper kennenzulernen, Sensibilität und Verständnis für seine Äußerungen erwerben zu können, den Zusammenhang mit der eigenen Fruchtbarkeit zu begreifen und praktische Kompetenz für die daraus resultierende Verantwortung zu erwerben. Dies ist umso wichtiger in einer Gesellschaft, der zunehmend einheitliche Werte und Normen abhandenkommen, die sich durch moralische Widersprüchlichkeiten definiert, in der die symbolisch bedeutsame weibliche Körperausstattung keine Anerkennung mehr findet und in der Mädchen sich der Bedeutung von Beziehungen nicht mehr sicher sein können. Eine Gesellschaft also, in der es kein verlässliches Geländer mehr gibt, an dem man sich beim Erwachsenwerden festhalten könnte. Diese gesellschaftlichen Freiräume, die einige Mädchen für sich zu nutzen wissen, setzen andere Mädchen der Gefahr aus, an den Entwicklungsaufgaben in der Pubertät zu scheitern.

Mädchen finden sich heute also in einem Spannungsfeld wieder zwischen dem sich an merkantilen Interessen orientierenden Zeitgeist und ihren eigenen oft sensibleren suchenden Strebungen: dem eigenen Freiheitsdrang, der Sehnsucht nach Liebe und Glück, aber auch dem differenzierten Wille, zu sich selbst zu finden, sich aus eigenen stabilen Ressourcen heraus zu verlieben und aus eigenständigem Begehren heraus ein Stück weit verlieren zu können.

Bei allem Suchen und Ausprobieren brauchen Jugendliche aber Halt und Verständnis: wenn alles ins Schwimmen gerät, dann ist es notwendig, wenn wenigstens die Eltern den Überblick behalten, Antworten geben, Grenzen setzen, Beziehung vorleben. Als Mütter müssen wir aber auch zulassen können, dass so gewaltige Gestaltungsaufgaben nicht immer geradlinig verlaufen können, und wir müssen akzeptieren lernen, dass es nicht unser eigener Weg ist, sondern der Weg der Tochter. Töchter brauchen in dieser Zeit aber die Gewissheit, dass wir sie vorbehaltlos lieben – auch wenn sie manchmal scheinbar alles daran setzen, uns vom Gegenteil zu überzeugen.

Quellenangaben

1. BzgA, Datensatz "Jugendsexualität", Befragung 2019

2. Scharmanski S., Hessling A. (2021): Jugendsexualität 9. Welle. BZgA-Faktenblätter Köln: Bundeszentrale für gesundheitliche Aufklärung (BZgA)

3. Modifiziert nach: Konsensbasierte (S2) Leitlinie zur Diagnostik, Therapie und Prävention von Übergewicht und Adipositas im Kindes- und Jugendalter (http://www.aga.adipositas-gesellschaft.de (abgerufen am 4.2.2019)

4. Schienkiewitz A., Brettschneider A. K., Damerow S., Schaffrath R. A., Kurth M. (2019): Body-Mass-Index von Kindern und Jugendlichen: Prävalenzen und Verteilung unter Berücksichtigung von Untergewicht und extremer Adipositas. Ergebnisse aus KiGGS Welle 2 und Trends. Bundesgesundheitsbl (https://doi.org/10.1007/s00103-019-03015-8)

5. Kurth BM, Ellert U (2008): Gefühltes oder tatsächliches Übergewicht: Worunter leiden Jugendliche mehr? Deutsches Ärzteblatt 105 (23):406-12

6. Youth Inside Panel der Bauer Media Group / BRAVO Dr. Sommer Studie 2016

7. Modifiziert nach Rapaille C. (2007): Der Kulturcode. München: Goldmann

8. Blume, A. (1992): PMS – Das prämenstruelle Syndrom, Rowohlt Taschenbuchverlag

9. Werbung für Camelia in: Kölnische Illustrierte Zeitung, Heft 3, 20. 1. 1934

10. Werbung für Camelia in: Mode und Wäsche, Heft 13, 1937 / 38, S. 20

11. Sielert, U. / Keil, S. (1993): Sexualpädagogische Materialien für die Jugendarbeit in Freizeit und Schule. Beltz, Weinheim Basel

12. Matthiesen, S (2011): Jugend und Pornografie. In: Zeitschrift für Sexualforschung; 24; 309–311

13. BzgA (2013): Jugendsexualität im Internetzeitalter. Eine qualitative Studie zu sozialen und sexuellen Beziehungen von Jugendlichen. Forschung und Praxis der Sexualaufklärung. Bundeszentrale für gesundheitliche Aufklärung (BzgA), Köln

14. www.profamilia.de/ueber-pro-familia/projekte-und-kampagnen/pro-familia-forschung/jugendschwangerschaften

15. Statistisches Bundesamt Wiesbaden

16. Modifiziert nach: Baird et al. Application of a method for estimating day of ovulation using urinary estrogen and progesterone metabolites. Epidemiology. 1995 Sep; 6(5):547–50

17. www.nfp-forum.de

18. Dannecker M. (2004): HIV-Infektion und Sexualität – Überlegungen zu einem Paradigmenwechsel. In: Sexuell übertragbare Krankheiten. Ein Lesebuch für die Beratungspraxis. Asanger-Verlag

19. Mit freundlicher Genehmigung M.C. Koch / UFK Erlangen

Ich danke den Mädchen, dass sie mir ihre Fragen anvertraut haben während meiner Tätigkeit in Schulen für die Ärztliche Gesellschaft zur Gesundheitsförderung der Frau e. V. (ÄGGF e. V.)

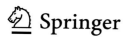
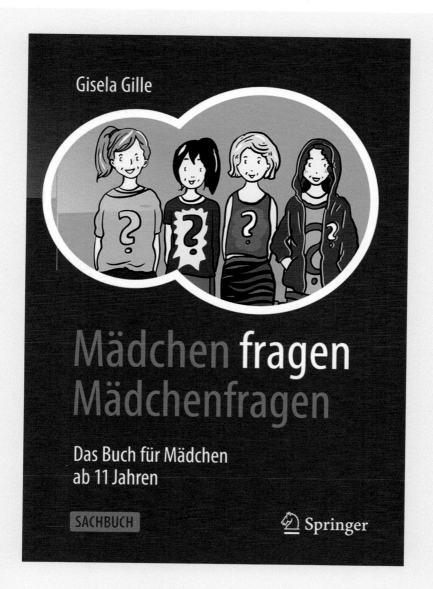